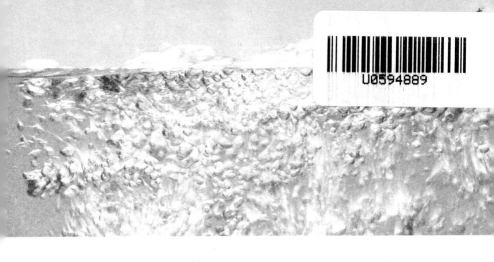

农村饮水安全知识问答

NONGCUNYINSHUIANQUAN
ZHISHIWENDA

郑守仁 总主编

长江出版社

图书在版编目(CIP)数据

农村饮水安全知识问答/郑守仁总主编.—武汉:长江出版社,
2010.7
（民生水利丛书）
ISBN 978-7-5492-0215-7

Ⅰ.①农… Ⅱ.①郑… Ⅲ.①农村给水—给水卫生
—中国—问答 Ⅳ.①R123.9-44

中国版本图书馆 CIP 数据核字（2010）第 188367 号

农村饮水安全知识问答 　　　　　　　　　　　郑守仁　总主编
出版策划：别道玉　赵冕
责任编辑：张蔓
装帧设计：刘斯佳　蔡丹
出版发行：长江出版社
地　　址：武汉市解放大道 1863 号 　　　　　　邮　编：430010
E-mail:cjpub@vip.sina.com
电　　话：(027)82927763（总编室）
　　　　　　(027)82926806（市场营销部）
经　　销：各地新华书店
印　　刷：武汉市首壹印务有限公司
规　　格：880mm×1230mm 　　1/32 　　5.875 印张 　　98 千字
版　　次：2010 年 9 月第 1 版 　　　　　2010 年 9 月第 1 次印刷
ISBN 978-7-5492-0215-7/S・15
定　　价：12.50 元

目　录

一、水在人体内的生理功能

1. 为什么说水是人体内物质运动和代谢的介质？

氧气、水、食物三者是人在每天正常生活中需要摄取的物质。这些物质在人体内进行复杂的生化反应，完成人体中新陈代谢过程。代谢过程包括各种特殊的物质交换，此过程中水是不可缺少的介质。水是人体各种营养物质的载体，肠道吸收的食物消化产物由水输送到人体各个组织，产生的废物也由水带出体外。水作为介质使血液、淋巴液在体内循环。人体内水分不足，将引起体液输送能力下降，唾液分泌减少，影响食欲和消化。水是人体组织、细胞和体液的主要组成部分，人体由 25% 的固形物和 75% 的液态物（水约占 65%）组成。人体的各部分均含有水。人体血液中水占 91%~92%，脑组织中水占 70%~85%，肌肉中水占 70%~80%，骨骼中水占 44%~50%。水在人体内的含量随年龄而变化：婴儿体内水占 80%~90%，成人体内水占 60%~70%，老年人体内水约占 50%。可见，随着人的衰老，体内的水分不断减少，因而，老年人更要注意体内水分的减少；同时，水分的不足也会加速衰老，人体水分缺乏还会导致体液失衡、血液的浓度增高和 pH 值降低。pH 值降低会影响正常代谢，还会引起许疾病。

2. 水对人体的作用有哪些？

人体内的一系列生理生化过程都必须有水参与，如食物在人体内消化、吸收，进一步代谢及代谢废物的排泄过程。淀粉水解为葡萄糖、蛋白质水解为氨基酸都需要水的参与才能完成。水可以发散余热、调节体温。人体的生化反应会产生能量，但是人体不能有过多能量蓄积。人体需保持一定的温度，但温度过高会破坏体内的有关平衡。因此人体通过出汗发散余热，可使体内保持适宜的温度。水还可以润滑体内关节和血管。人体关节需要经常活动，如果没有水的润滑作用，关节的活动将会受到限制。人体内脏器官的细胞和血管若得不到水的润滑，物质就不能顺利通过。

3. 水给人体带来哪些不可缺少的营养物质？

人们习惯上将糖、脂肪、蛋白质、维生素和某些矿物质视为营养物质。传统的营养学研究中注意的物质仅占人体的 35%，而忽略了占人体 65% 的液态水。另外，从人体中元素正常含量的角度来看，氧元素占体重的 65.0%，碳元素占 18.0%，氢元素占 10.0%，氮占 3.0%，钙占 1.5%，磷占 1.0%。以上六种元素占人体重量的 98.5%,其中氧、氢合占 75.0%。人体中的氢、氧元素主要以水(H_2O)的形式存在,而其余少部分则存在于脂肪、蛋白质等化合物分子中。

4. 水具有哪些特殊理化性质?

(1)水具有极强的溶解力。水分子是一种极性分子,它对无机物和极性有机物有良好的溶解作用。溶解状态下的物质可以在人体内顺利的输送,在相应的组织中进行代谢。水还能溶解血管壁上沉积的杂物,使血管恢复弹性,对预防动脉硬化起到一定作用。人服用的药物经水充分溶解,才能被吸收而发挥疗效。

(2)水具有强的渗透力。水分子通过与人体内其他分子的相互作用,可以渗入人体组织及细胞,这样可以带进养分、排出废物,实现体内新陈代谢。

(3)水具有强的扩散作用。人的体液内的各种物质均有一定的平衡浓度,浓度过大或过小,均会使身体不适。水在体内的扩散可以调整溶解物的浓度。

(4)水分子具有缔合作用。人们对于水的液体结构至今还所知甚少,不过,有一点可以肯定:液体水中的水分子缔合为大小不等的小集团。这一特性可以表示为:

$$nH_2O=(H_2O)_n$$

式中：n 为缔合度。

二、人体的需水量

5. 人与水的关系为什么这样紧密？

人体的体液包括血浆、组织间液和细胞内液。体液的主要物质是水和电解质。正常情况下，体液处于平衡状态，包括渗透压平衡、阴阳离子平衡、酸碱平衡和进出量平衡。在处于平衡状态的体液中，相关物质的浓度稳定，pH 值稳定，体液量也恒定。

水是体液的重要物质，它在人体内的量，要保持相对衡定。缺水、饮水过多都会破坏体液平衡，导致人体出现不适的感觉，甚至引发某些疾病，如脱水、水肿、水中毒。满足每天正常的需水量，是保证身体健康的一个重要方面。炎热夏季，人们容易口渴。有的人等到口渴才想起喝水，有的人不喝水则已，一喝水就猛灌。这种做法后患无穷，严重时甚至可造成"水中毒"。人在大量出汗后，不仅丢失了水分，也丢失了不少盐分，如果短时间内骤然大量饮水，血液中的盐分就会减少，吸水能力随之降低，一些水分就会很快被渗透到组织细胞内，细胞肿胀，从而发生"水中毒",可出现头痛、呕吐、疲乏、嗜睡、呼吸及心率减慢甚至昏迷、抽搐等。

人体内水的流失一般经过以下几个过程。皮肤每日失水量:因调节体温而失去水分,成人每天 300~600 毫升。肺每日失水量:在气体交换的过程中不断失去水分,成人每天 200~400 毫升。通过胃肠道成人每天损失水 100~200 毫升。肾是通过排尿排出水分,成人每天 1500~2000 毫升。在正常情况下成人每天损失水约 2700 毫升。为了补充上述过程造成的水损失,每天必须摄入等量的水以保持体内平衡。水的补充通常有三个来源:饮用水或者饮料(成人每天 1200 毫升)、食物所含水(成人每天 1000 毫升)、代谢产生的水(成人每天 300 毫升)。由此看出,水的补充主要靠饮入的水。以上数值为成人平均量,实际上人体需水量随人的年龄、体重、运动量、习惯、代谢以及气候等不同而有差别。例如,在炎热条件下从事重体力劳动的成人,每昼夜需水可达 8~10 升或更高。一般运动量的人群较为适宜的用水量为每天 30 毫升/千克 (即 60 千克体重每日约 1800 毫升),但婴幼儿的需水量如按每千克体重计,可超出成人数倍。

喝水的时间不宜集中,可分作几个时段来饮用。可以在饭前半小时饮水,这样可以防止血液因进食而变稠,黏稠的血液会吸收细胞周围的水分。当人体水量充足时,血液保持适宜的黏稠度,关节、肌肉获得"润滑剂",人体各系统正常工作;当水量不足时,体内水的自动调节会侵害一些组织和器官,产生疼痛的感觉。口渴是缺水的外在表现之一。根据医学上的观察,人失去体重5%的水就会口渴、恶心;失去体重10%的水就会眩晕、头痛、缺少唾液以至行走困难;失去体重20%的水时会导致死亡。

6. 什么是人体缺水症?

"口渴"是人体干旱管理系统发出的缺水信号,表明此时人体的水代谢已不平衡。许多疾病是由于缺水引起人体水代谢紊乱引发的。缺水有许多症状,如腰疼痛、颈椎疼痛、消化道溃疡、血压升高、哮喘、非依赖性糖尿病。慢性脱水症是多种人体衰退性疾病的根源。随着年龄的增大,人对的水的需求感减弱,不知不觉患上这些疾病。缺水引起的疾病用药物去治疗会造成大错。适宜的治疗方法是向体内供水,水是天然的保健良药。但不能简单地以茶或饮料代替,由于其中存在引起脱水的成分。

7. 人每天喝多少水合适?

人体大约每天肾脏排尿1.5公斤,加上皮肤蒸发、肺呼吸和粪便排出,人体每天排水大约 2.5 公斤,要维持生命,达到水平衡,正常人每天需要摄入水分 2.5 公斤。其中,一日三餐混合膳食中补充水分约 1 公斤,体内营养物质氧化产生代谢大约 0.3 公斤,其余 1.2 公斤,则需要通过饮水来补充。所以,每天饮水 1.2 公斤比较合适。

8. 怎样处理和治疗人体缺水症?

不要只把"口渴"作为人体缺水的唯一信号,如身体的哪个部位缺水,哪个部位就可能发生慢性疼痛。慢性疼痛包括消化不良疼痛、风湿性关节疼痛、心绞痛、腰部疼痛、行走时腿部疼痛、偏头痛、肠炎疼痛等。发生这些疼痛时,先考虑它是否是缺水的反应,再考虑如何进行治疗。缺水引起的疼痛如果用镇痛剂治疗,不仅会发展为持久性脱水,还会危及生命,而通过调整用水量可治疗上述疼痛。

(1)如果体内水分不足,会使消化过程不顺畅,导致消化不良,可在各种人群中引起疼痛,甚至可能发展为十二指肠溃疡。这种因缺水引起的疼痛被有些人误为消化不良,用药物治疗,反而延误或加重了病情。

(2)缺水还会引起肠炎性疼痛,它往往由大便不畅等造成。补充足量的水使大便顺畅,疼痛会消失。

(3)风湿性关节疼痛是由于关节的软骨表面缺水。正常人关节的软骨含水量很高,水起着润滑作用。水量充足时,摩擦损伤率最低,而在缺水时磨损增加。增加用水量,流进关节的血液得到稀释,软骨得到足够的水,关节疼痛会减轻或消失。

(4)腰疼也是常见症状。人体的椎间盘核里也储存着水,除了在椎间关节处起润滑作用外,它还支撑着人的上半身大部分重量。做各种腰椎运动,需摄入一定量的水才可防止腰疼。

(5)头的重量能把颈椎间盘的水挤出去,如果头部和颈部充分运动,就可以将等量的水再吸回来,颈椎得到润滑,从而可以防止颈椎病。

(6)原发性高血压是身体因为水量不足进行自我调节的结果,因为当血液流量减少时,主要血管的孔径就会收缩。当饮水量不能满足身体的需求时,一部分细胞会脱水,让水进入血液循环系统。血流量由全身毛细血管的活跃程度决定。毛细血管有选择地关闭,就是因为身体缺水。毛细血管处于闭合状态,会阻碍血液的循环,只有增加血液循环的压力才能保障血液在系统中畅通无阻。水是天然的利尿剂,高血压患者为了排尿充分,应增加饮水量。

(7)人体内胆固醇过多,不一定是吃含胆固醇过多的食物引起的,也可能是由于身体缺水。吃饭前补充必要的水就可抗击胆固醇形成。

(8)增加饮水可以缓解成年人的哮喘病和过敏症。浓稠的血液进入肺部后,肺部会自动产生组胺,组胺会使支气管收缩。补水和补盐最好同时进行,盐可以防止组胺过量生成。

(9)脱水状态下胰岛素的分泌会受到抑制,将会引发非胰岛素依赖性糖尿病。持续缺水和氨基酸代谢紊乱、精神压抑等致使胰脏细胞损坏,还会引起胰岛素依赖性糖尿病。

人体缺水会引起相应组织脱水,脱水正是许多疾病的病因。慢性脱水会有不同的外在症状,早期的差异较大。在使用药物前,先补充水更为科学。

9. 您喝的水是安全的吗?

饮用水的基本卫生要求是:无致病微生物;不含对人体有害的化学物质;透明、无色;无异味和异臭等。可以通过看水中是否有可见物,闻水中是否有异味,摸水是否有稠度,来自我检查饮用水水质是否安全。当然,水质是否安全，最稳妥的办法还是请有资质的水质检测中心对水进行全面的化验。

10. 何时饮水是最佳时间？

(1)早晨起床后饮水，补充一夜之间的水消耗。

(2)上午10时左右饮水，可补充流汗及尿液排出的水分。

(3)下午3时左右饮水，再度补充体内排出的水分，也使体内囤积的废物顺利排出，防止人体酸性化。

(4)晚上8时左右，睡前饮水是饮水最佳时间，因睡眠时血液浓度增高，睡前饮水可以冲淡血液，能加速血液循环。

三、农村饮水安全隐患

11. 我国饮用水水源污染的严重现状如何？

饮用水水源包括地表水和地下水。江河湖泊的水为地表水，是主要的水源；地下水是分布于不同的岩层和地质构造中的水。两种水的水质有所差别，地下水一般含有较多的矿物质，而地表水的成分则与污染轻重密切相关。水源水质的优劣直接影响着饮用水的质量。

我国的长江、黄河、淮河、辽河、海河、松花江、珠江等水源随着近代工业的发展和化学品在生活和工农业生产上的应用，不少地方水源水质有了很大的改变。严重的污染破坏了水体原有的生态系统，使水体的生物遭到灭顶之灾，而这样的水已经不适合生命的需要，更不适合人们饮用了。现今人们饮用的水是经过处理的，但是处理不当的水也会引发疾病。

近年来，我国公开报道过的一些河流污染事件，说明了水体污染的现实严重性。据建设部提供的信息，1997年全国建制城市污水总量大约为 351 亿立方米，每年集中处理量仅为 13.4%，未经处理的水直接排放，已有 90%的城市水源遭受污染，城区附近水环境严重恶化。预计到 2010 年污水排放量将增加到 640 亿立方米，大约为1997 年污水排放量的 1.8 倍。

2005 年中国环境状况公报显示，珠江、长江水质较好，辽河、淮河、黄河、松花江水质较差，海河污染严重。河流型水源主要污染指标为大肠菌群；湖库型水源主要污染指标为总氮。主要城市和平原地区的地下水水质状况相对稳定，但局部地区有继续恶化的趋势。监测表明，地下水污染存在加重趋势的城市有 21 个，主要分布在西北、东北和东南地区。如我国兰州附近有水质优良的地下水，被称为地下天然水库。它为兰州市 15% 的居民提供了饮用水。然而，这个天然水库，由于水源地种植农作物，施用化肥、农药，堆放垃圾等造成不同程度的面源污染，有些机井却因不能提供可以饮用的地下水而停用。

12.《农村饮用水安全卫生评价指标体系》中的指标有哪些？

2004 年水利部、卫生部制订的《农村饮用水安全卫生评价指标体系》中，农村饮用水安全卫生评价指标体系分安全和基本安全两个档次，由水质、水量、方便程度和保证率四项指标组成。四项指标中只要有一项低于安全或基本安全最低值，就不能定为饮用水安全或基本安全。

水量：每人每天可获得的水量不低于 40~60 升为安全；不低于 20~40 升为基本安全。根据气候特点、地形、水资源条件和生活习惯，将全国分为五个类型区，不同地区的具体水量标准可参照表 3-1。

表 3-1　　　　　　　不同地区农村生活饮用水量安全和基本安全标准

分区	一区	二区	三区	四区	五区
饮水安全/[升/(人·天)]	40	45	50	55	60
饮水基本安全/[升/(人·天)]	20	25	30	35	40

注:一区包括新疆,西藏,青海,甘肃,宁夏,内蒙古西北部,陕西、山西黄土高原
丘陵沟壑区,四川西部。
二区包括黑龙江,吉林,辽宁,内蒙古西北部以外地区,河北北部。
三区包括北京,天津,山东,河南,河北北部以外地区,陕西关中平原地区,山
西黄土高原丘陵沟壑区以外地区,安徽、江苏北部。
四区包括重庆,贵州,云南南部以外地区,四川西部以外地区,广西西北部,
湖北、湖南西部山区,陕西南部。
五区包括上海,浙江,福建,江西,广东,海南,安徽、江苏北部以外地区,广西
西北部以外地区,湖北、湖南西部山区以外地区,云南南部。
本表不含港澳台地区。

方便程度:人力取水往返时间不超过 10 分钟为安全;
取水往返时间不超过 20 分钟为基本安全。

保证率:供水保证率不低于 95% 为安全;不低于 90%
为基本安全。

根据新颁布的《生活饮用水卫生标准》(GB5749—
2006),农村生活饮用水水质符合国家标准要求为安全,
农村小型集中式供水和分散式供水部分水质指标及限值
要符合表 3-2。

表 3-2　　　　　小型集中式供水和分散式供水部分水质指标及限值

指标	限值
1.微生物指标	
菌落总数/(CFU/mL)	500
2.毒理指标	
砷/(mg/L)	0.05
氟化物/(mg/L)	1.2
硝酸盐(以 N 计)/(mg/L)	20
3.感官性状和一般化学指标	
色度/铂钴色度单位	20
浑浊度/NTU-散射浊度单位	3 水源与净水技术条件限制时为 5
pH 值	不小于 6.5 且不大于 9.5
溶解性总固体/(mg/L)	1500
总硬度(以 $CaCO_3$ 计)/(mg/L)	550
耗氧量(COD_{Mn}法,以 O_2 计)/(mg/L)	5
铁/(mg/L)	0.5
锰/(mg/L)	0.3
氯化物/(mg/L)	300
硫酸盐/(mg/L)	300

13. 农村饮水安全面临哪些主要问题?

农村饮水安全受制于水资源量和质两个方面。目前,我国农村安全饮水发展水平与中等发达国家相比存在明显差距。据有关资料介绍,世界上中等发达国家农村安全饮水普及率为 70%以上,发达国家在 90%以上。我国的安全饮水普及率水平大致为东部 70%,中部 40%,西部不到 40%。

农村饮用水主要来源于大自然的泉水、井水等,基本上不采取什么净化措施就直接饮用或烧开饮用。2005年,水利部、国家发改委、卫生部联合组织开展了以县为单位的农村饮水安全现状调查和复核评估工作,结果表明,到2004年底,全国尚有3.23亿农村人口存在饮水不安全问题。这些人口的地域分布情况为,东部地区7780万人,中部地区1.3亿人,西部地区1.15亿人。3.23亿饮水不安全人口中,各类饮水水质不安全的有2.27亿人,水量不足、取水不方便及供水保证率低的有近9600万人。2.27亿水质不安全人口中,饮用水氟、砷含量超标的有5370万人,饮用苦咸水的有3850人,地表或地下饮用水源被严重污染的有9080万人,饮用水中铁锰等超标的有4410万人。

农村饮用高氟水人口主要分布在华北、西北、华东地区,80%的高氟水人口分布在长江以北。长期饮用高氟水,可引起地方性氟中毒,出现氟斑牙和氟骨症,重者造成骨质疏松、骨变形,甚至瘫痪,丧失劳动能力。因饮用高氟水而引起的这些病症一般使用药物治疗无明显效果。在氟病区,由于氟斑牙、驼背病屡屡发生,直接影响青少年入学、参军、就业和婚嫁。有的地方村民身高只有

0.8~1.4 米，出现"矮子村"，村民承受着生理和心理的巨大痛苦。

农村饮用高砷水人口主要分布在内蒙古、山西、新疆、宁夏和吉林等地。长期饮用砷超标的水，会造成砷中毒，导致皮肤癌和多种内脏器官癌变。

农村饮用苦咸水人口主要分布在长江以北的华北、西北、华东等地区。长期饮用苦咸水可导致胃肠功能紊乱、免疫力低下，诱发和加重心脑血管疾病。

农村饮用污染地表水的人口主要分布在南方，饮用污染地下水的人口主要分布在华北、．中南地区。饮用水源污染，造成致病微生物及其他有害物质含量严重超标，易导致疾病流行，有的地方还因此暴发伤寒、副伤寒以及霍乱等重大传染病，个别地区癌症发病率居高不下。

目前，我国农村约有 1.9 亿人饮用水血吸虫问题突出。血吸虫病近几年来呈增长趋势，有些地区与饮用水水源有关。目前，血吸虫病尚未得到控制的地区主要集中在长江流域的湖南、湖北、江西、安徽、江苏、四川、云南 7 省的 110 个县(市、区)，生活在病区的人口约有 6000 万。重病区主要是江汉平原、洞庭湖区、鄱阳湖区、沿长江的江(湖、洲)滩地区，以及四川、云南的部分山区。血吸虫病区约有 1100 多万人饮水不安全,其中急需新建或改造饮水工程的人口有 220 多万。疫区群众因生产和生活需要频繁接触含有血吸虫尾蚴的疫水,造成反复感染发病,严重威胁人民群众的身体健康和生命安全。

14. 影响我国农村饮用水安全的主要因素是什么?

农村缺水和水源污染严重。目前,我国北方地区多以地下水为饮用水源,南方部分地区饮用水以江河湖泊水为主。农村饮用水存在的主要问题是缺水和水质污染严重。农村饮水不安全的原因既有自然的也有人为的。特殊地质、水文条件等自然因素造成高氟水、高砷水、苦咸水等问题。高氟水、高砷水、苦咸水等主要是因为当地的气候条件和地质地形条件差、水资源量少且分布不均等形成的。例如,氟是一种典型的亲石元素,它以最大丰度出现于岩石圈,迄今已知自然界中含氟矿达 110 种以上,这些含氟矿经火山喷发、岩石的侵蚀淋溶、高温熔岩加强了氟化物向水环境中的转移。天然水体中,砷的天然来源主要是由含砷土壤和岩石的风化、地质的变迁、含砷矿的淋洗、地下岩层矿物的溶解而进入水体的。地下水苦咸化的原因是地下岩层含盐量高,地势低洼,降雨量

小,蒸发强烈及封闭型地质构造等。另外,部分水源中存在固有的有毒有害元素和致病微生物等也影响农村饮水的安全

一些农村地区饮水设备简陋、卫生条件差、集中供水率低,水质很难保证。目前,我国许多农村地区还较多地存在这样的景象:水井周围 10 米以内,有很多厕所或粪坑、牲畜圈、污水沟等,而且不少水井只是几米深的浅水井。地表的污水通过渗透或直接流入井中,农民喝了受污染的水而发生疾病的现象时有发生。

农村生活污水和生活垃圾的排放量也在逐年增加。据估算,全国农村生活污水年排放总量约为 108.2 亿吨,主要分布在人口密集的东部和中部地区。农村人均日排放生活垃圾达 0.34 千克。因农村基础设施比较落后,普遍缺乏基本的排水和垃圾清运处理系统,污水大多不经任何处理,直接排放或沉积在村边沟渠和村庄地面,降雨时最终被冲刷进入水体。农村地区集中供水率低下,许多地区还是一家一井或是多家一井采取饮用水,个别缺水地区甚至需要靠人畜四处背水来解决饮水问题,水质就更难保证。

15. 工业污染的特点是什么？

工业污染造成水质恶化。过去饮用水水质超标大多表现在感观和细菌学指标方面,现在由于工业污染,饮用水水质则是越来越多的化学甚至毒理学指标超标,直接饮用地表水和浅层地下水的农村居民饮水质量和卫生状况难以保障。一些工区靠近农村,工厂排放的废水经过多种途径进入村民饮用水源,工厂废气中的有害物质通过降雨、直接沉降等方式也进入到饮用水源。工业生产引起的重金属污染不可轻视。我国受重金属污染的土壤面积达 2000 万公顷,占总耕地面积的 1/6;因工业"三废"污染的农田近 700 万公顷。有资料显示,华南地区有的城市有 50%的耕地遭受镉、砷、汞等有毒重金属和石油类的污染;长江三角洲地区有的城市连片的农田受镉、铅、砷、铜、锌等多种重金属污染,致使 10%的土壤基本丧失生产力。目前,全国约有 65%的污灌耕地遭到不同程度的重金属和有机物污染,部分耕地重金属含量已超过土壤环境质量 II 级标准。耕地中的重金属类有毒物质,可通过环境界面的交换和迁移,致使水质恶化。

有些地区饮用水中氟、砷等物质来源于工业污染。从 20 世纪初期到 20 世纪 30 年代,氟化物是许多工业生产(如制铅、过磷酸钙、钢、镁等)的无用副产品,商业中唯一的作用是用做制杀虫剂和杀啮齿类剂。到 20 世纪 40年代,氟化物开始进入制冷剂、喷雾剂、润滑剂和塑料的领域;氟原子也被引进到药剂制备中,用以增强药剂的作用;在高辛烷值产品的生产上氟化物开始代替硫酸;氟化物的应用还迅速扩展到导弹推进系统和核能领域。同时,氟化物开始大量随工业废物排入环境中,造成地下水源的污染。由于氟化物大多是可溶的,所以氟既可以在地表水中存在,又可以在地下水中存在。地表淡水中氟浓度通常低到 0.01~0.3 毫克/升。在地下水中,氟的天然浓度可达 1~35 毫克/升。与氟化物污染饮用水相同的是,采矿、化工、化学制药、农药生产、制革等工业产生的含砷工业废水或固体废弃物是造成地下水体砷污染的重要因素。

16. 我国农业面源污染严重是如何造成的?

农业面源污染严重,造成了严重的水体污染。农业面源污染是指在农民生活与农业生产过程中,由于不合理地使用农药化肥等,以及人畜粪便和垃圾的随意排放,使氮和磷等营养物质、农药及其他有机或无机污染物质,通过地表径流和农田渗漏,造成对江、河、湖泊等水体的污染。农业面源污染具有影响范围大、因素多、方式复杂、强度难以定量评估等特点。造成农业面源污染严重而污染水体主要因为以下几个方面。

农用化学品使用不合理。化肥、农药的不合理施用及其流失造成了严重的水体污染。2001 年，我国农田化肥施用量为 273 千克/公顷，太湖流域高达 600 千克/公顷以上，已超过发达国家安全施用量 225 千克/公顷的上限。另外，我国化肥有效利用率相对较低，仅 30%左右。未被吸收的氮、磷元素，除部分被土壤吸附存留于土壤中外，大部分则通过地表径流、农田排水进入地表和地下水体，导致水体富营养化和其他水体污染。2001 年，我国农药施用量达 8.2 千克/公顷，远远超过发达国家的单位使用量。其中，高毒农药占农药施用总量的 70%，国家明令禁止的一些高毒、高残留农药仍在部分地区生产和使用，据统计，北京近年来高毒农药使用量每年仍有 200~250 吨。农药的吸收率仅为 30%~40%，其余大部分进入了水体和土壤中。

畜禽养殖产生污染严重。近年来我国畜禽养殖业发展迅猛，其污染产生量也随之剧增。大量的畜禽粪便没有很好地处理和利用，随意排放，造成地表水和地下水污染严重。目前，我国畜禽粪便产生量接近 20 亿吨，是同期工业固体废弃物排放量的 2.7 倍。统计显示，养猪业对水质的污染居首位，尤其是猪所排泄的尿粪，其次是家禽。猪粪尿混合排出物的 COD 值达 81000 毫克/升；牛粪尿混合排出物的 COD 值达 36000 毫克/升；笼养蛋鸡场冲洗废水的 COD 值为 43000~77000 毫克/升，氨氮浓度为 2500~4000 毫克/升。高浓度畜禽养殖污水排入江河湖泊，将造成水质恶化。畜禽粪便中的有毒、有害成分渗入地下水，使地下水溶解氧含量减少，有毒成分增多，严重时使水体发黑、变臭，失去使用价值且难以治理恢复，造成持久性污染。

农业固体废弃物未得到合理回收和利用。农作物秸秆是农业主要固体废物之一。2001 年全国秸秆产生量为 7.14 亿吨，主要分布在黑龙江、河北、山东、河南、江苏、安徽、湖北、湖南和四川 9 个省份。这些秸秆大都没有经过综合利用，与生活垃圾一起四处堆放或沿河湖岸堆放，在降雨的冲刷下，其大量渗滤液排入水体或直接被冲入河道。

17. 农村饮用水管理中存在哪些问题？

近年来，中央和地方政府不断加大解决农村饮水困难问题的力度。2000—2004 年，各级政府和群众共计投入 200 亿元,解决 6600 万农村人口的饮水困难,减少了疾病,减轻了农民取水的劳动强度,促进了农村经济社会的发展。但是,农村饮用水不安全问题并没有完全解决。

在思想观念和生产方式上还有较大差距。一些地区的部分领导对饮用水安全问题的严峻形势认识不足,原有的农村改水工程因资金、认识、技术问题及未考虑长远发展规划,已建的工程不少现处于瘫痪或半瘫痪状况,而再次改水遇到了资金不足的限制。农业生产中化肥、农药的过量使用和秸秆、禽畜粪便的大量废弃,污染环境;乱垦滥牧、乱砍滥伐,破坏生态环境。这些问题在较短时期内很难得到有效解决。

农村环境保护法律、法规不健全,农村环境保护监管力量薄弱。现行的环境管理法律法规和制度,大部分都是针对工业和城市制定的,难以适应农村环境管理的需要。农村大部分地区的农户分散居住,生产和生活中产生的废物随意排放,监管十分困难。农业生产中的污染防治,很大的程度上依靠农民的自觉行动。一些重污染企业为逃避监管,在农村地区建厂排污的现象较为普遍。一些种养业发达地区大量使用的农药、化肥以及畜禽废水,严重污染农村的饮用水源。

农村饮用水源水质监测还是空白,底数不清,监测力量严重不足。目前,我国只是在城市和重点流域开展了饮用水源地水质监测与评价,而在广大农村地区,由于水源地分布分散,规模小,水质水量不稳定,开展例行监测工作难度很大,且目前也不具备开展农村饮水安全监测的能力。

科技储备相对薄弱,一些基础研究尚属起步阶段。目前,对农村饮用水源开展的科研工作较少,没有针对饮用水源开展过系统全面的调查与评价,很多水环境研究中重大项目的目标是水体富营养化和氮、磷的控制,没有针对水源保护开展过系统研究。农村环保技术短缺,农业节水、发电及农业废物综合利用技术尚不成熟。

18. 怎样评价"农村饮水安全"?

农村饮用水全评价分"安全"和"基本安全"两个等级,由水质、水量、方便程度和保证率四项指标组成,其中任何一项达不到基本安全指标即为饮水不安全。

19. 你知道身边饮用水的污染状况吗?

饮用水水质不良与水源、管网、给水设备受污染有关。水源污染主要由于自然界影响或人类活动造成,如土壤及表层中的有害矿物质溶入水体中;工业、养殖业和生活等污水的直接排放等。当饮用水受到有毒、有害化学物质或致病微生物的污染,可引起水的色、嗅、异感官性状恶化,并可引发介水传染病和地方病。

20. 农村供水与环境、卫生的关系如何?

解决农村饮水安全问题,有利于提高农民基本生存条件的保障能力,使农民养成良好的卫生习惯,提高农民的健康水平;农村供水与环境卫生、健康教育相结合,改善居室卫生条件,发展沼气,改建厨房,新建、改建卫生厕所,房前屋后植树、种草、种花,有利于改善农村环境卫生状况。

四、农村饮水安全

21. 农村饮水安全对健康有哪些重要意义呢?

水是生命之源,是人们生活中不可缺少的重要组成部分。虽然表面上看起来河水、湖水、溪水、塘水很干净,实际上可能水中含有微生物、寄生虫卵或有毒化学物质,人们饮用未经消毒处理的水,就有可能染上腹泻、痢疾、甲肝等疾病;受地质结构的影响,某些地区的饮水中氟、砷含量过高,人们长期喝这样的水,就会患氟中毒和砷中毒等地方病。

工业废水、生活污水和农业污水中往往含有大量的有毒、有害化学物质和致病微生物、寄生虫卵等，如不进行处理就将其排放到江河、湖泊、水库或渗入地下，就会使饮水水源受到污染，严重时可以引起急性肠道传染病暴发流行或急性化学污染物中毒，长期饮用还可引起慢性中毒，甚至致癌。

要防止水体污染，有关生产企业就必须要清洁生产、减少排污、保护水源，生产的废水需要处理达标后才能排放。因此，关注饮水安全对预防由饮水引起的传染病或防止化学性中毒具有重要意义。

22. 农村应该采取哪些措施解决饮水安全问题呢？

保障生活饮水安全与卫生，首先要管理好饮水水源。自来水取水点要设立水源保护的标志牌，并严格管理。在江河水、水库水，取水点周围100米的范围内应严禁捕鱼，禁止船只停靠，禁止游泳、洗澡等可能污染水源的活动。上游不能排放工业废水和生活污水。江河沿岸不能堆放垃圾、废渣等有毒有害物质，不能设置用来装卸粪便、垃圾、有毒有害物质的码头。

同时，要保护饮水管，不在饮水管网通过的地方挖沟、建房、设置厕所、堆放垃圾也是重要的保护措施。在北方寒冷的地区，管网必须埋在地层冰冻线以下。在较富裕的农村，最好建造集中式水塔、过滤水池等设施，使储存在容器中的水变成清洁、卫生的自来水。

如果用的是井水，水井要打在地势较高的地方。水井要有不透水的井壁、井台、井栏、井盖和公共水桶；水井周围 30 米内不能建有渗漏厕所、粪坑、禽畜圈舍、污水（沟）坑等污水源。

如果用的是泉水，应在泉水流出的地方修建储水池，储水池应加盖密封。储存的泉水要通过管道引到农户，如果建有水塔，需要设置防护栏，并且在水塔附近安装公用水栓，防止家禽、家畜污染水源。不能在水塔附近大小便，还要告诫孩子不能在水塔附近玩耍。

23. 饮水型地方性氟中毒的发病特点是怎样的？

地方性氟中毒（简称地氟病）是由于环境中氟含量高，通常是由于当地水源或茶叶被氟污染，进入人体后引起的氟中毒。地方性氟中毒的表现主要有氟斑牙和氟骨症两种情况，氟斑牙是在牙齿发育形成期间，由于人体摄氟量过多而引起的，牙齿损坏。主要表现为牙齿表面失去光泽，牙面出现浅黄、黄色、黄褐色、褐色或黑色不同程度条纹、斑点、斑块乃至布满大部分或整个牙面。严重时牙面出现凹痕,凹窝乃至较大面积的剥脱,咬合面不同程度的磨损。

氟骨症是过量的氟进入机体而引起的骨损害。患者常有骨痛,骨关节疼痛、僵硬、变形,后期关节活动受限,甚至伸臂弯腰等动作无法完成,严重者瘫痪卧床不起,并且随病情发展进行性加重。

小孩子患病后在换牙时,不仅牙齿发黄,大部分人个子很矮小,平均身高在 1.4 米左右,很多人都娶不上媳妇。成年人患了氟骨症后,骨骼会发生不同程度的变形,例如脊柱、腿等部位发生严重变形。

24. 饮水型地方性砷中毒的危害是什么?

通过饮用含有砷及其化合物的水进入人体,蓄积于肝、肾、肺、骨骼等部位,特别是在毛发、指甲中贮存,砷在体内的毒作用主要是与细胞中的酶结合,使许多酶的生物作用受到抑制失去活性,造成代谢障碍。长期摄入低剂量的砷,经过十几年甚至几十年的体内蓄积才发病。砷慢性中毒主要表现为末梢神经炎和神经衰弱症候群的症状,皮肤色素高度沉着和皮肤高度角化、发生龟裂性溃疡是砷中毒的另一个特点。

25. 在发生洪水、地震等突发事件时,要采取哪些饮水安全措施?

在发生灾害时要采取以下措施,保证饮水安全。第一,积极寻找安全的饮水水源,如选择流动的河水、山泉水或融化冰块取水,并加入漂白粉对饮水进行消毒,之后再烧开水饮用;第二,不饮用变色、有异味的水,不能饮用游泳池、温泉的水;对混浊或不符合饮用卫生标准的水,要先净化后消毒;第三,当水源距居民点很远时,可用封闭的运水车拉水。

26. 在突发洪涝、地震等灾害时,常用的饮水消毒方法有哪些?

常用的饮水消毒方法主要有两种。第一,混水澄清法。用明矾、硫酸铝、硫酸铁或聚合氯化铝作混凝剂,适量加入混水中,用棍棒搅动,待出现絮状物后静置沉淀,水即澄清。第二,使用漂白粉等卤素制剂消毒饮水。按水的污染程度,每升水加1~3毫克氯,15~30分钟后即可饮用。为验证氯素消毒效果,加氯30分钟后应做水中剩余氯测定,一般每升水中还剩有0.3毫克氯时,才能认为消毒效果可靠。个人饮水每升加净水锭两片或2%碘酒5滴,振摇两分钟或放置10分钟。饮水在饮用前煮沸消毒,是简便易行的可靠方法。

在一般情况下,经过检验合格的深井水、泉水是安全的卫生水。压把井水和其他卫生防护条件好的井水可以作为生活饮用水,但是人们仍需要煮沸消毒,保持不喝生水的好习惯。

27. 农村危害大的常见寄生虫病有哪几种?

在我国流行范围广、危害大的常见寄生虫病主要有:蛔虫、钩虫、鞭虫等土源性线虫病。

蛔虫呈长圆柱形,头尾两端较细,很像蚯蚓,呈粉红色,死后为淡黄色。雌虫长 20~35 厘米,雄虫长 15~31 厘米。一个雌虫每天排卵 24 万个,蛔虫卵随粪便排出人体,在潮湿、荫蔽、氧气充足和温度适宜的条件下,约需 2 周受精卵内的细胞开始发育为幼虫。蛔虫在人体小肠内掠夺营养,损坏肠粘膜,导致人体消化和吸收障碍,严重的可引起儿童的发育障碍、智力减弱;体内虫体较多时,虫体可互相扭结成团,阻塞肠道,造成蛔虫性肠梗阻、肠扭转、肠套叠,患者有脐周和左下腹突发间歇性疼痛,并有呕吐、腹胀,个别病人可引起蛔虫性肠穿孔,引起局限性和弥漫性腹膜炎;蛔虫有游走和钻孔的习性,可钻入开口于肠壁上的各种管道,如胆道蛔虫等。

钩虫呈线状,稍微弯曲,似钩子,大小像一根绣花针,半透明,钩虫活时呈肉红色,钩虫死时为乳白色。钩虫卵随病人的粪便排出体外,如被散布到温暖、潮湿、疏松的土壤中,经过一周左右,就会发育成对人有感染性的钩蚴。这种钩蚴十分细小,在土壤中肉眼看不见,人因为生产或生活与泥土和农作物直接接触时,特别是徒手赤脚下地劳动时,它就乘机钻入手脚的皮肤,在钻入部位很快出现小红点,或颗粒状丘疹,痒得钻心,有烧灼感和针刺感。1~2天后形成小水泡,抓破皮后可引起化脓,农民称"打粪毒",钻入体内的钩虫蚴虫经血管、心、肺移行最后到达小肠开始吸血生活。寄生在人体中的钩虫成虫用它锐利的钩齿和板齿,附着在小肠壁上,引起出血。钩虫分泌抗凝素,使血不易凝结,以利于吸血,钩虫像蚂蝗一样,经常变换吸血位置,造成老伤口流血不止,新伤口又在出血。日子一长,患者就会因慢性失血,出现贫血。严重的钩虫病患者可出现全身浮肿、腹水、指甲凹陷等现象。

鞭虫也是常见的寄生虫,成虫前部细长,占虫体3~5厘米,后部粗短,形似马鞭。鞭虫的生活史和传播途径与蛔虫相似。鞭虫重度感染时可引起腹痛、腹泻、食欲不振、营养不良甚至贫血及直肠脱垂等症状。

此外,常见的土源性寄生虫还有蛲虫等,这些寄生虫病都是因粪便处理不及时导致的流行传播。

28. 人们是怎样感染寄生虫的?

在农村未经无害化处理的垃圾和人畜粪便内含有大量的致病菌和寄生虫卵,直接使用粪便施肥,可使虫卵污染泥土和各种植物;猪、鸡、鼠、苍蝇、蟑螂和人的鞋底上都可携带大量的虫卵。蛔虫卵在自然界有较强的抵抗力,如在酱油、腌菜、泡菜水中还能继续发育,在土壤适宜条件下可存活 1 年,在 40~60 厘米土壤深处的虫卵可存活 2 年或更长的时间。因此被虫卵污染的土壤或饮水含感染期的蚴虫很多。不讲究卫生,虫卵或蚴虫随时都可能被我们吃进嘴里,如饭前便后不洗手,有吸吮手指、咬笔的习惯,常喝生水,生食未洗净的甘薯、瓜果、泡菜等不洁食物,都可能染上蛔虫、钩虫和血吸虫等寄生虫病。因此,农村垃圾和人畜粪便无害化处理是切断寄生虫等传染病的重要措施。

29. 血吸虫对人体健康有哪些危害?

人得了血吸虫病,若不及时治疗或治疗不彻底,血吸虫在人体内不断产卵,会释放出毒素,损害肝脏、脾脏。血吸虫病起病较急,有发冷、发热、腹痛、腹泻、食欲下降和肝脾轻度肿大等症状。反复多次感染会转变为慢性血吸虫病。重者常有腹痛、腹泻和粘液血便，并有不同程度贫血、消瘦、营养不良、肝脾肿大等症状。晚期病人出现肝硬化、腹水及门静脉高压症。病人常因肝功能损害和上消化道大出血而死亡。妇女得了此病，出现月经失调，严重的会影响生育，造成家庭不幸；儿童患了这种病，影响生长发育，严重的成为矮小人。

耕牛得了血吸虫病，表现为消瘦，役力下降，严重的粪便带血、带粘液，粪稀如水，最后衰弱虚脱而死亡。

血吸虫寄生在人或耕牛等家畜体内的肠系膜静脉和肝脏附近的静脉血管内，成虫产出的虫卵一部分随血流进肝脏、造成肝损害，另一部分虫卵随粪便排出体外，若粪便进入水中孵出毛蚴，毛蚴钻入钉螺体内发育成尾蚴；尾蚴从钉螺体内逸出至水中，遇到人或家畜仅 10 秒钟就可经皮肤钻入体内，随血流到达门静脉内定居，发育为成虫。如此循环，即造成血吸虫病的传播与流行。血吸虫病一年四季都可能发生，但在气温较高的 4—10 月份最容易感染。无论男、女、老、幼，只要皮肤接触含有尾蚴的疫水，就有感染血吸虫的可能。

30. 感染血吸虫的途径是什么?

各地由于男性和女性生产劳动方式和生活习惯不同的缘因,感染的比例也不同。在有些血吸虫流行的湖沼和水网地域,男性为主要生产劳动力,如捕鱼、捞虾、打草、耕地、收获和打粽叶等,由于接触疫水机会多,因此男性感染机会较多。

而在某些山区和水乡小镇,男性多从事副业,女性则经常在疫水中洗衣,这类地区女性血吸虫感染率高于男性。在一般的流行区,5 岁以下的幼儿接触疫水的机会较少,因而感染率较低。5 岁以上的儿童喜欢在湖边或池塘、沟渠戏水、游泳,感染率也随之增加。10 岁以后因逐渐参加割草、放牧、捕鱼、捕虾等生产劳动,同时,戏水、游泳者更多,所以血吸虫感染率上升较多。成年人因参加农业或渔业生产,经常与疫水接触,血吸虫感染率也就高。老年人因身体衰弱,体力减退,在田里或水中的劳动次数大大减少,接触疫水的机会也随之减少。

就职业而言,渔民、半农半渔和农民等人群因生产劳动、接触疫水的机会多,血吸虫感染率相对较高。所以及时处理无害化人畜粪便,并防止粪便直接进入水源,就能有效预防血吸虫病。

31. 为什么说垃圾粪便处理是预防肠道传染病和多种寄生虫病的好办法？

建造和使用卫生厕所,不仅可保持环境清洁,也是科学、健康、文明生活方式的表现。由于人畜粪便中包含有大量的致病菌和寄生虫卵,如果粪便不经任何处理直接施肥或丢弃污染水源,容易造成各种寄生虫病和肠道传染病的传播与流行,因此修建有墙、有顶、有防漏贮粪池,有盖、清洁的卫生厕所,对家畜实行圈养,集中收集人畜粪便,并通过粪便无害化消灭粪便中的致病菌和多种寄生虫卵,从而达到预防控制痢疾、腹泻等肠道传染病和多种寄生虫病的目的。目前,卫生部门和农业部门推荐修建的卫生厕所,包括:沼气池式、三格化粪池式、双瓮式等类型,这几种卫生厕所能够有效杀灭致病菌和各种寄生虫卵,使人畜粪便有效无害化。

32. 如何选择饮用水源？

(1)干旱水源枯竭缺水时,农村集中式供水主要选择备用水源,如未枯竭的江河水或水库水等,尽量选择水质污染较少的水域作为饮用水取水点,并禁止在此区域内排放粪便、污水与垃圾等,此类水体必须经卫生处理后方可饮用。

（2）农村分散式供水主要选择地下水（如井水）或未枯竭的地面水为饮用水水源，新开辟的饮用水水源，必须远离工业污水排放口、畜厩、粪池、下水道、垃圾场等污染区域。

（3）水井应有井台、井栏、井盖及井的周围30米内禁止设有厕所、猪圈以及其他可能污染地下水的设施。

（4）深几米至十几米的地下水一般属浅层地下水，地面的各种有害物质可能通过土层渗透，污染地下水，要特别注意水井周围的卫生防护。

（5）深层地下水处在地下岩层中，打了深井后应请当地卫生防疫站取水化验，判断井水能不能饮用。

五、水中的人体有害物质

33. 为什么人类约80%的疾病与饮用水有关？

国内外几十年的医疗经验和相关研究告诉我们，其真正的祸首是水中的有害物质。卫生部颁布的《生活饮用水水质卫生标准》中大多数需要检验的物质对人体都有害。其实，进入水体的污染物已检出的就有2000多种，无法将它们一一列入检测项目中，但未列入的物质对人体毒害作用的研究和认识也不能放松。水中有害物从其成分上可区分为无机物、有机物、微生物；也可从医学上区分为传染性病原体、地方性病原体、致癌物、致畸物、致突变物。

34. 水中哪些污染物会引起人体中毒？

水中为数众多的化学物质(少数由天然物转化而来)会对人体产生毒害作用，这些物质称为环境毒物。当其进入人体后，会发生慢性或急性中毒，损坏人体组织和器官，最终还会夺去生命。人体中毒程度取决于毒物的剂量和形态。一般剂量大时发生急性中毒。形态指化学形态，如六价铬的毒性远大于三价铬；三价砷毒性大于五价砷，而在三价砷中，氧化物毒性大于硫化物。

毒理学采用半致死剂量和半致死浓度(引起实验动物群体一半死亡的剂量称半数致死量，用 LDso 表示，单位为毫克/千克；半致死浓度用 LCsc，表示，单位为毫克/升)来定量地确定化学物质的毒性。水中引起人中毒的物质有金属、半金属、非金属，通常它们在水中以阳离子或阴离子形式存在，如 Pb^{2+}、Hg^{2+}、Cr^{6+}、Cd^{2+}、As^{3+}、CN^-、NO_2^-；有机物也会使人中毒，主要是农药、多氯联苯等。水源污染引起的中毒事件屡见不鲜。汞中毒的水俣病、镉中毒的痛痛病以及某些地区铅中毒和氟中毒都是典型例子。

35. 水中哪些污染物会引发传染病？

饮用或接触被病原微生物污染的水而传染的疾病通常称为介水传染病。这些微生物包括致病细菌、致病病毒及致病虫(原虫及蠕虫,原虫如贾第氏虫、溶组织阿米巴原虫、血吸虫等),它们主要来自生活污水,医疗、屠宰、制革及食品工业废水。人们较早地就认识到不清洁的水可以引发疾病,但那时还没有发达的工业,因此水不是被化学物质污染,而主要是病原微生物。细菌是 1683 年荷兰人列文虎克(Leeuwenhoek)发现的。细菌的大小为 1~10 微米。常见细菌有伤寒杆菌、霍乱弧菌、痢疾杆菌等。其实,并非细菌就是人类的敌人,只有部分细菌是致病菌。有 40 多种细菌引起的传染病是通过水传播的,如霍乱、伤寒、痢疾、血吸虫病等。

在洪水泛滥后容易引起传染病流行。洪水冲毁家园后人畜粪便也随之夹带,此时,如果喝了未消毒的水就有可能致病。如果水源一次性严重污染,传染病就会暴发,会在短期内出现大量病人;若水源经常受污染,传染病患者会长年不断。

36. 水中哪些污染物会对人体产生"三致"作用？

致癌变、致突变、致畸变。致癌变、致突变、致畸变的三致物是从环境、食物和饮水中进入人体的,严重危害人类的健康。

(1)致癌物:人体的正常细胞变得不受控制的生长是患癌症的反映。癌细胞的出现是由于决定细胞功能的脱氧核糖核酸受损或非正常复制。引起脱氧核糖核酸受损并致癌的化学物质或放射性物质称为致癌物。据估计,人类所患癌症的60%~80%是由环境因素引起的,其中水中化学致癌物是一个重要方面。目前,对致癌物的研究还未十分深入。不少研究者结合流行病学和动物试验将其分为确证致癌物、可疑致癌物和促癌变物。表5-1中列出了水中确证的致癌物。

国外有些研究指出石棉具有致癌性。表5-1所列只是研究得较多的致癌物,并未概括全貌。表5-1中列出的致癌物中有几种虽然未列入新《卫生标准》的指标中,但在水中可检出其存在。国内有些研究者对肝癌高发区的水质进行过对比考察,发现肝癌发病率确与饮水有关,如国内某县为肝癌高发区,有人用医学技术对当地塘水、塘边井水、井水、河水进行了对比试验,发现塘水和塘边井水中有诱发肝癌的物质。由此提醒人们,要特别关注癌症高发区的饮水水源。表5-2为国际癌症研究会(用

IARC代表)按其规定,列入的Ⅰ类和2类致癌物。其中,Ⅰ类为人体确定致癌物,2A类为人体很可能致癌物,2B类为人体有可能致癌物。

表5-1   水中确证的致癌物

化合物名称	肿瘤部位
二苯肼胺、硝基化合物	肝、乳腺
乙酰胺	肝
丙烯腈	肺、胃、神经、乳腺
1,4-二噁烷	肝
四氯化碳	肝
氯仿	肝、肾
1,2-二氯乙烷	乳腺、肺、胃
双氯乙基醚	肺
滴滴涕	肝
碘代甲烷	肺
狄氏剂	肝
六氯苯	甲状腺、肝
2,4,6-三氯苯酚	肝、造血系统
苯	造血系统
苯并(a)芘	皮肤、胃、肺、乳腺
苯并荧蒽	皮肤
4,4-DDE	肝
氯乙烯	脑、肝、肺、肾、淋巴系统、乳腺
亚乙烯基氯	肺、肾、肝、乳腺

表 5-2 对致癌污染物的分类

污染物名称	分类	污染物名称	分类
苯	I	多氯联苯	2A
氯乙烯	I	四氯乙烯	2A
二噁英	I	四氯化碳	2B
铍	I	间二氯苯	2B
镉	I	1,2-二氯乙烷	2B
铬	I	氯丹	2B
砷	I	二溴一氯丙烷	2B
三氯乙烯	2A	二氯甲烷	2B
丙烯酰胺	2A	七氯	2B
环氧氯丙烷	2A	六氯代苯	2B
二溴乙烯	2A	苯二酸盐	2B

(2)致突变物:致突变是指生物体中细胞的遗传性质,在受到外界化学物损伤时,以不连续的跳跃形式发生了突然的变异。许多致癌物也是致突变物。已知的致突变物有 40 余种。1974 年以来,在美国饮用水中发现 82 种致突变物和可疑致突变物。已知的致突变物有 DDT、2,4-D、二噁英、苯臭氧、砷酸钠、硫酸镉、亚硝酸盐、铅盐等。如果致突变作用损伤生殖细胞,就有可能改变遗传性而影响下一代。致突变作用的潜伏期很长,显性的在子代中可表现出来,隐性的在二代甚至三代以后还不一定表现出来。

(3)致畸物:具有致畸性的环境毒物称为致畸物。致畸性是指毒物对母体内胎儿产生毒性，致使胎儿的体形或器官发生畸变的现象。畸变引起的胎儿畸形有小头、无脑、耳聋、先天性心脏病、肢体残缺等。在妊娠第二周至第八周的胚胎阶段，胎儿对致畸物最为敏感。致畸物有甲草胺、灭草松、甲基对硫磷、甲基汞、硫酸镉等；此外，还报道过多种人用药物，如安眠药、镇痛药和某些抗生素，亦有致畸性。

37. 水中污染物会对人体生殖和遗传产生哪些负面影响？

当某些化学物质从水或食物中进入人体时对生殖发育起损害作用，这些化学物质具有生殖毒性。生殖毒性包括雄性生殖毒性和雌性生殖毒性。化学物质的雄性生殖毒性直接表现为影响睾丸功能，间接表现为脑垂体受影响。化学物质的雌性生殖毒性也表现在许多方面，如有机物苯、甲苯、二甲苯、林丹等都会影响妇女的生殖功能。有些化学物质还会诱发或增加遗传物质的改变，引起遗传变异，如苯、染料、亚硝胺、亚硝酸及其盐类等。

38. 什么是无机有害物？

化学物质"有害"或"无害"是相对的，如氟化物超过1.0毫克/升会对人体有害，但长期饮用无氟化物的水，从食物中摄入氟量又少，这样反而会严重影响骨骼发育。可见，从水中提供卫生标准中限值以下的氟化物将对人体有益。但许多无机物则对人有害而无益。无机有害物主要是重金属离子，还有少量非金属离子。

39. 汞中毒对人体有哪些危害？

汞是金属元素中唯一在常温下呈液态的金属。汞及其化合物有较大的挥发性，且化合物的共价性强，它们在自然环境和生物体间有较大的迁移和分配能力。水中的汞来自于含汞矿物的开采、冶炼和汞应用所产生的工业废水。由于使用汞的企业较多，汞易进入水体，以一价汞(Hg^+)和二价汞(Hg^{2+})的形式存在，在被污染的水中还存在有机汞。各种化学形态的汞均有不同程度的毒性，对人体生理功能无益。汞中毒后人的神经和肾脏功能紊乱。

1950 年前后，日本发生了严重的汞中毒事件，一种叫做"水俣病"的怪病，震惊了世界。日本九州鹿儿岛的水俣湾旁有一小镇叫水俣镇，当地居民喜欢吃水俣湾的鲜鱼。1953 年以来，水俣镇居民不断患怪病。该病发病初期，患者的上唇和舌头感到不灵，口齿变得不清，四肢麻木，走路不稳。随后，全身麻木，耳聋眼瞎，最终精神失常，身体弯曲，大喊大叫地悲痛死去。与此同时，当地也发现了一些猫疯癫狂叫，甚至跳海自杀。由于病因不清，怪病被称为"水俣病"。1964 年，日本新潟县发生了与水俣镇类似的怪病。1973 年 5 月，在日本明海南部也发生了水俣病。三次怪病患者达 2000 余人，死亡 40 余人，2 万多人受到不同程度的危害。后来查清，日本水俣镇附近的化工厂将含汞盐及甲基汞的废水排入河中。甲基汞极易在鱼的体内蓄积，人吃鱼后便进入人体，从而发生汞中毒，引发"水俣病"。发生水俣病后，人们对汞的危害有了清醒的认识，各国在饮用水卫生标准中作了较严格的规定。我国在新《卫生标准》中将其列为毒理学指标，限值为 0.001 毫克/升，即每升水中含量不得超过千分之一毫克。

地表水的沉积物中有时汞含量较高，而一般水中汞含量只为 0.001 毫克/升，但某些河段(如我国海滦河流域)曾检出含汞高达 0.8 毫克/升。值得注意的是，鱼体中汞含量可达 1 毫克/升(比水中高出 1000 倍以上)。经过"水体—微生物—小鱼—大鱼—人"的食物链而进入人体。人体吸收后，无机汞蓄积于肾、肝、骨骼等组织中；有机汞最后蓄积于大脑，使神经中枢严重受损。

汞的有机化合物常称为有机汞。有机汞有甲基汞、乙基汞、苯基汞、乙酸苯基汞、甲氧基乙基汞等。有机汞对人体的危害作用大于无机汞。它除了富集于大脑组织外,也易进入脂肪。它对人体内的酶(酶是人体代谢必须的物质) 有抑制作用。汞与蛋白质中的巯基 (化学符号为-SH)和氨基($-NH_2$)易结合。有些酶的活性中心是巯基,汞与酶中巯基结合后,酶会失去活性,从而影响代谢。甲基汞还会使体内染色体受损,产生遗传性的毒害作用。此外,研究者还发现汞能突破母体胎盘防御,发生"胎儿水俣病",导致胎儿畸形。

40. 镉超标对人体的危害有哪些?

镉在地面水中的含量可达到每升数毫克,主要来自于排放的工业废水和含镉填埋物的渗漏液。值得注意的是经过输水管后,由于采用含镉的镀件、焊料而使自来水中镉含量增加。镉中毒后会损害肾脏。摄入高剂量的镉还会引起骨痛病。患者最初感觉腰、头部、脚的关节疼痛。几年后,病情恶化,痛感波及身体各部位的神经和关节。有些病人大腿痉挛,骨骼畸形,轻轻地碰撞就会引起骨折。此病被称为"骨痛病",也有人称为"痛痛病"。

20 世纪 60 年代,日本学者经过 7 年多的调查研究,最后证明"痛痛病"是由镉引起的。中毒死亡者的骨灰中

镉浓度高达 2%。最终查明是因一炼锌厂产生大量含镉废
水，未经处理排入河水。居民长期饮用含镉水，食用被镉
污染的稻米，久而久之，体内蓄积大量镉，导致骨痛病发
生。

2005 年，我国广东省北江韶关段发生镉污染严重事
故。镉来自于韶关冶炼厂排放的含镉废水。由于采取了
稀释措施，停止取水，才未酿成大害。另外，在我国福建
省清流县有个村，由于所饮井水中镉含量超标，1992—
1998 年的 7 年里，全村新出生的 16 个婴儿全是女孩，这
一现象说明镉具有生殖毒性。

这里所说的镉是指其化合物，如硫酸镉、氯化镉、硝
酸镉等，皆可溶于水。在新《卫生标准》的毒理学指标中
镉的限值订为 0.005 毫克/升。国际癌症研究会(IARC)将
镉列为 I 类致癌物。

人出生时体内几乎没有镉，以后逐渐摄入并积累起
来。人体摄入镉后，主要进入肾脏、肝脏和肺中。急性中
毒后有恶心、腹痛等症状；严重时头痛、上肢麻木、抽搐。
由于镉在人体内滞留时间长(生物半衰期长)，慢性中毒者
多为 50 岁以上老人。

41. 铅中毒的危害有哪些？

水、食物及环境中，铅几乎都以无机物形式存在，少量为甲基铅。地面水中铅含量很低(1~10 微克/升)。自来水中的铅主要来自于输水管道。当水中有溶解氧和氯化物、pH 值低、硬度小时，含铅管道就会溶放出铅，从而引起铅中毒。农村有些地方长期饮用从含铅油漆房顶收集的雨水而发生慢性铅中毒。

人体摄入的铅主要来自空气和食物，而来自水中的较少。大量摄入后可以产生蓄积性急性中毒，临床表现为头痛、乏力、痉挛、贫血等。摄入的铅可以使胆色素原合成酶活性降低。铅对儿童的影响更大。儿童体内对铅的吸收率比成年人高出 4 倍以上，缺铁、缺钙的儿童对铅吸收速率更快。铅的致癌性尚无定论。由于铅是蓄积性毒物，新《卫生标准》中作了较严格规定，列为毒理学指标，限值由 0.05 毫克/升修订为 0.01 毫克/升。

42. 为什么要把铬列为 I 类致癌物？

铬在水中有三价(Cr^{3+})和六价(Cr^{6+})两种价态。六价铬毒害作用大于三价铬。通常用氯气消毒的水中主要是六价铬。六价铬对人体的危害性是显著的。高剂量的六价铬可使消化道、肺部致癌，也可使肝坏死。动物试验表明铬酸钾(K_2CrO_4)、铬酸铅($PbCrO_4$)、铬酸锶($SrCrO_4$)、铬酸锌($ZnCrO_4$)等铬酸盐都可致癌。IARC 将六价铬列为Ⅰ类致癌物。在新《卫生标准》中六价铬被列为毒理学指标，限值为 0.05 毫克/升。

43. 铊、铍、锑、镍也是慢性致毒物质吗?

铊不是人体的必需元素,但它会引起人体急、慢性中毒。许多试验证实铊还有致突变性。在新《卫生标准》中,铊被列为毒理学指标,限值为 0.0001 毫克/升,这一要求比汞及镉还要高。

铍广泛存在于空气、水、土壤及食物中。由于铍可能导致基因突变、染色体畸变及致癌,IARC 将铍列为Ⅰ类致癌物;新《卫生标准》中列为毒理学指标,限值为 0.002 毫克/升。

锑化合物有三氧化二锑和五氧化二锑及有机锑,存在于天然水中。人体摄入锑后对心脏、膀胱、肾脏产生损害,急性中毒可导致死亡。三氧化二锑有可能致癌。动物试验表明锑的化合物还有致畸性、致突变性和生殖毒性。新《卫生标准》中锑被列为毒理学指标,限值为 0.005 毫克/升。

镍在天然水中的含量并不高,但由于生活中应用镍制品的场合较多,镍就有可能进入饮用水中,如电水壶煮沸的水中以及输水管道中停留较长时间的水中镍含量明显增高。镍化合物的致癌性和致突变性已被许多研究所肯定。新《卫生标准》中镍被列为毒理学指标,限值为 0.02 毫克/升。

44. 人体中的铝含量为什么不能过多?

由于铝的物理、机械性质优良而被广泛用于工业和日常生活中。铝的化学性质活泼,易和酸、碱反应。家用铝制品不宜接触食醋、碱面等物质,否则溶入水中的铝有可能进入人体。近几十年来,铝对人体健康的影响引起了普遍关注。20 世纪 70 年代已证实铝能引起老年痴呆症。其病因在于肾功能不良时,铝不能正常排出而在体内蓄积,最后导致脑功能受损、智力退化、记忆力丧失。一种叫做"阿尔兹海默症"的痴呆症就是由于人体循环系统中铝含量过高所致。尽管饮水中铝含量很低,但许多研究表明,老年痴呆症与饮水有关。水中铝的含量增加时,痴呆症引起的死亡增多。1989 年美国一项研究表明:饮用水中铝含量高的地区痴呆症的发病率比水中铝含量低的地区高 50%。铝影响人体健康的许多细节还需深入研究,但已显露的问题不应忽视。我国新《卫生标准》中将铝列为一般化学指标常规检测项目,限值为 0.2 毫克/升,比铁、铜要低许多。

45. 砷为什么要列入 I 类致癌物?

环境中的砷多以化合物形式存在。由于砷的化合物是重要的农药、医药原料,因此很容易产生含砷废水。砷是我国水源污染的主要污染物之一。水体被严重污染时含量可达数千毫克/升。有些地区的地下水中砷含量也很高。自来水中砷含量一般在 10 微克/升以下。含砷水是农村饮水安全的主要问题之一。

人体对砷的吸收与砷的化学形态有关,化合态砷易被吸收。砷化物中毒后常引起恶心、腹痛、胸痛、咳嗽、尿少、头昏等症状。砷会损坏消化道、呼吸道和皮肤。急性砷中毒后会损害神经系统,引起昏迷。我国广东曾发生过砷中毒引起的"蛤蟆痛"事件:症状表现为皮肤出现蛤蟆皮斑点,人的肚子胀大。随后查明这种病是由附近炼砒厂的含砷废水引起。1983 年,湖北省江陵县农药厂排出的含砷废水污染了水源,使 1046 人急性砷中毒,症状表现为恶心、呕吐、四肢乏力,有些人还咳血、便血。

砷化物可与人体细胞内酶的巯基相结合,破坏酶在人体内的正常功能,导致神经系统、毛细血管发生病变。

人体摄入的砷可引起皮肤癌及其他某些器官的癌症。在我国台湾，水中含砷量高的地区居民患肺癌、肾癌、膀胱癌、结肠癌的发病率较高，国外也有类似情况。因此，IARC将砷列为 I 类致癌物。砷还会在人体内蓄积，多年以后才明显发病。值得特别注意的是，我国目前不良水源中砷含量超标是主要问题之一。我国新《卫生标准》中砷被列为常规检测的毒理学指标，限值为 0.01 毫克/升。

46. 氰化物对人体有哪些危害？

氰化物主要是指氰化钠($NaCN$)、氰化钾(KCN)以及氰氢酸(HCN)等含有氰根(CN^-)的无机化合物。上述氰化物属剧毒物，人体一次摄入剂量超过 50 毫克即可死亡。换句话说，1 克氰化物可以致死 20 人。氰化物在工业上有许多用途，如电镀、冶金、化工等。这些工业产生含氰废水，增加了水体污染的机会。水中，pH 值在 8.5 以上时氰化物主要为氰根离子(CN^-)。氰根离子易被人体吸收，并引起中毒。我国新《卫生标准》中氰化物限值为 0.05 毫克/升。

47. 氟化物对人体有哪些危害？

氟是人体中具有双重作用的典型元素。人体中的氟主要由饮水中摄入。地表水中一般含氟 0.2~0.5 毫克/升，地下水中一般含氟 1.0~1.3 毫克/升。但是,不同地区的地下水中含氟量差别很大,有些地区含氟量很高,称为高氟区。长期饮用高氟水(含氟量远大于 1.0 毫克/升),就会引起氟中毒。

氟又是人体必需的元素,可以分布全身,主要在骨骼中,少量在牙齿中。如果水中氟含量低于 0.3 毫克/升,龋齿的发病率比氟含量为 1 毫克/升的水要高出 35%。同时,氟含量常在 1.0 毫克/升时未观察到氟斑牙的发生。氟是人体不可缺少但又不能过量的元素,因此,高氟水地区或无氟水地区的水厂均应有水质调控措施。我国新《卫生标准》中限值为 1.0 毫克/升,但世界上不同组织机构或国家制定的自来水中氟化物含量的安全标准差别较大。

48. 亚硝酸盐对人体有哪些危害?

在新《卫生标准》中未列出亚硝酸盐指标,只列出硝酸盐。虽然亚硝酸盐毒性大于硝酸盐,但两者可以相互转变,故在毒理学指标中只列出硝酸盐。硝酸盐中最常见的有硝酸铵、硝酸钠;亚硝酸盐有亚硝酸钠。

氨是蛋白质的分解产物,它也可以转变为硝酸盐、亚硝酸盐。亚硝酸盐可以和血红蛋白结合形成高铁血红蛋白。高铁血红蛋白不具有输氧功能,造成人体缺氧,严重时因窒息而死亡。亚硝酸盐还能透过胎盘进入胎儿体内,使胎儿发生畸变。在正常情况下,地表水中硝酸盐的含量不高(0~18毫克/升),但当受到化肥、人畜粪便等污染时含量会显著变大。氨氮是我国许多河流常见的超标物质之一,由于含氮化合物之间会相互转变,这一情况需要引起重视。

许多研究资料表明,亚硝酸盐可转变为亚硝胺,后者被认为是致癌物质。动物试验发现有 90 多种亚硝胺类化合物有致癌作用,其中最强的为二甲基亚硝胺和二乙基亚硝胺。亚硝胺主要引起肝、食道、胃等器官的肿瘤,也可诱发其他器官肿瘤。我国在新《卫生标准》中硝酸盐的限值为 10 毫克/升。

49. 还有哪些物质过量摄入也会危害人体?

有研究表明,其他一些无机物,如石棉纤维对人体也有危害。有些常见无机物,如食盐在水中含量过高时也不宜饮用。苦咸水中含盐量很高时,需经脱盐才能饮用。

50. 什么是有机有害物?

已知的化合物中有机化合物远远多于无机化合物。化学工业的迅速发展和化学品的广泛使用,大大增加了有机物进入水体的机会。世界上,从水中检测出的有机物就有 2000 多种。有机物已成为饮水安全的主要危险物。我国水源污染物的主要特点之一是 COD 超标。COD 的数值大小,基本反映水体被有机物污染的程度。在我国新颁布的《生活饮用水卫生标准》中应检测的有机物有 53 种(类),均为毒理学指标。这些有机物大部分来自于工业废水和农田渗水,也有小部分来自于消毒过程。

51. 为什么说氯代烷烃是水中的有害物质?

烃是由碳、氢两元素组成的一大类化合物,又可分为烷烃、烯烃等。烷烃可用通式 $C_nH_{(2n+2)}$ 表示,其中 n 代表分子中碳原子数,如甲烷(CH_4)、乙烷(C_2H_6)等。烷烃中的氢原子若被氯原子取代,就称为氯代烷烃,如三氯甲烷($CHCl_3$)、四氯化碳(CCl_4)、二氯甲烷(CH_2Cl_2)、1,2-二氯乙烷(CH_2ClCH_2Cl)、1,1,1-三氯乙烷(CH_3CCl_3)。这些氯代烷烃都属于新《卫生标准》中被检测的毒理学指标,其中四氯化碳和三氯甲烷(俗称氯仿)作为常规检测项目,因其对人的健康危害较大。

52. 为什么将四氯化碳列为有害物质?

四氯化碳常温下为液体,25℃时水中的溶解度为 800 毫克/升。新《卫生标准》中限值为 0.002 毫克/升,不少水厂出水含量可达 0.002~0.003 毫克/升。由于其溶解度较大,水源一旦受污染,浓度极易超标。四氯化碳可以通过呼吸道、胃肠道及皮肤被人体吸收,其中肺的吸收比胃肠快。吸收后的四氯化碳可以分布到全身主要脏器。进入人体的四氯化碳对呼吸道、皮肤、肾、肝、胰脏产生毒害。急性中毒时因病人的肝脏受损而表现为黄疸。四氯化碳致癌、致突变的研究亦有报道,IARC 将其列为 2B 类致癌物。所以,四氯化碳在饮水中有较严格的限值。

53. 为什么将 1,2-二氯乙烷列为致癌物质?

乙烷(C_2H_6)中的两个氢原子被氯原子取代后便得到 1,2-二氯乙烷。其通常为液体,可作为溶剂和杀虫剂的原料。它由工业废水进入水体,因此在不少城市的自来水中检出。由于不易挥发和不易被微生物降解,地下水中可保留较长时间。1,2-二氯乙烷可通过呼吸道、消化道、皮肤进入人体,对肝脏、肾和心血管系统产生毒害作用,并在其中蓄积。IARC 将 1,2-二氯乙烷列为 2B 类致癌物。有些研究认为它还具有潜在的遗传毒性。新《卫生标准》中 1,2-二氯乙烷的限值为 0.03 毫克/升。

54. 为什么长期饮用含氯仿的水会致癌?

甲烷(CH_4)分子中有四个氢原子,若其中三个氢原子被卤素(氟、氯、溴、碘、砹的总称)原子取代,就称为三卤甲烷(通常以 THMs 代表)。三卤甲烷作为饮用水毒理学指标之一,其中有些常从水中检出,如氯仿(三氯甲烷)、溴仿 (三溴甲烷)、二溴一氯甲烷 ($CHBrCl_2$)、一溴二氯甲烷 ($CHBrCl_2$),在检测指标中单独列出,其中最主要的是氯仿。由于氯仿对人体的毒害作用以及它是氯气消毒的副产物,更引起特别的重视。氯仿是三氯甲烷的俗称,分子式为 $CHCl$,常温下为液体,具特殊的芳香味,微溶于水。氯仿进入人体后,可分布于肝脏、肾脏、肺、脂肪、血液及神经系统,因此会发生全身中毒并且会长时间起作用。氯仿是一种中枢神经的抑制剂,它会影响肝和肾的功能。氯仿中毒后出现昏迷,继而死亡。长期饮用含氯仿的水还会致癌。洗澡时水中的氯仿还会被皮肤吸收。

由于氯气消毒过程产生可使人体中毒、致癌的副产物——三氯甲烷,所以在消毒材料方面人们不断寻找新的替代品,二氧化氯(ClO_2)被认为是优良的消毒剂。有人研究了氯、二氧化氯、臭氧作消毒处理后水中有机物致突变性的变化,对比表明,氯消毒后水样致突变性为臭氧的 3.2 倍,为二氧化氯的 1.6 倍。由于制造、保存、价格等方面的原因,目前氯仍为我国常用饮水消毒剂。因此,三氯甲烷在新《卫生标准》中被列为常规检测项目,限值为 0.06

毫克/升。

55. 为什么说氧化氯乙烯和氯乙醛都是高致突变、致畸形物质？

氯代乙烯：这里介绍的氯代乙烯包括：氯乙烯 (CH_2CHCl)、1,2-二氯乙烯 ($CHClCHCl$)、1,1-二氯乙烯 (CCl_2CH_7)、三氯乙烯($CHClCCl_2$)、四氯乙烯(CCl_2CCl_2)。它们都被列入非常规检测的毒理学指标中，都可看作乙烯 (CH_2CH_2)中的氢被氯原子取代后的产物。它们多为化工原料，有机会进入水体。

氯乙烯：氯乙烯常温下为液体，是合成聚氯乙烯的原料。氯乙烯除直接进入水体外，还可由水中的三氯乙烯、四氯乙烯分解产生。聚合不好的聚氯乙烯水管中的氯乙烯也容易进入水体。人体发生氯乙烯中毒后，中枢神经系统受到抑制，还会引起肺、肝、肾充血。氯乙烯还可致癌，IARC 将其列为 I 类致癌物。氯乙烯在人体内可转变成氧化氯乙烯，后者经分子重排变为氯乙醛。氧化氯乙烯和氯乙醛都是高致突变、致畸形物质。新《卫生标准》中氯乙烯的限值为 0.005 毫克/升。

56. 1,1-二氯乙烯的毒性如何？

1,1-二氯乙烯常温下为液体，易挥发，易从土壤、水体中进入大气。它在水中的溶解度为 2500 毫克/升。饮水中检出的浓度约为 0.001 毫克/升。它可以被人体的肠、肺、皮肤吸收,并在肺、肝、肾中蓄积。1,1-二氯乙烯具有明显的致突变性,IARC 将其列为Ⅲ类致癌物。1,1-二氯乙烯在体内代谢后变为氯乙酸,后者也有毒性。新《卫生标准》中 1,1-二氯乙烯的限值为 0.03 毫克/升。

57. 新《卫生标准》对四氯乙烯限值是多少?

四氯乙烯常温下为液体,挥发性高,广泛分布于环境中。在水中浓度很低,微生物可将其转变为二氯乙烯、氯乙烯和乙烯。四氯乙烯由于对中枢神经的抑制而发生急性中毒。有的研究者认为四氯乙烯是一种肿瘤启动剂。IARC将四氯乙烯列为 2A 类致癌物,而将三氯乙烯列为Ⅲ类致癌物。新《卫生标准》中四氯乙烯的限值为 0.04 毫克/升,三氯乙烯的限值为 0.07 毫克/升。

58. IARC 为什么将苯列入 Ⅰ 类致癌物?

苯常温下为液体,具有特殊的芳香味。列入新《卫生标准》中的还有甲苯、乙苯、二甲苯,它们是苯环上的氢原子被烷基(CH_3,CH_3CH_2)取代后的产物。由于苯的应用广,对人体的危害大,新《卫生标准》中其限值为 0.01 毫克/升,比其他三种烷基苯要低得多。此处只介绍苯。

水体中的苯主要来自含苯工业废水以及从空气中溶入的苯。苯虽在水中溶解度很小，但在许多国家的饮用水中还是检测出了苯。人体摄入的苯分布于体内许多部位，可直接从呼气中排出。它也可以在体内转变为酚、邻苯二酚，然后从尿中排出。慢性苯中毒将引起造血组织改变；急性苯中毒损伤中枢神经，摄入大剂量的苯会引起全身出血并导致死亡。与苯长期接触还会患白血病。苯对人体的致癌性已有充分的证据，IARC将苯列入Ⅰ类致癌物。

氯苯

氯苯是指一类化合物，它包括一氯苯（通常简称氯苯）、二氯苯(1,2-二氯苯、1,3-二氯苯、1,4-二氯苯)、三氯苯(1,2,3-三氯苯、1,2,4-三氯苯、1,3,5-三氯苯)和四氯苯(1,2,3,4-四氯苯、1,2,3,5-四氯苯、1,2,4,5-四氯苯)。

(1)一氯苯

一氯苯可用作溶剂和化工原料，在许多地面水中均可检测到，浓度可达 0.01 毫克/升。一氯苯还会在饮用水加氯消毒时生成。一氯苯进入人体后会抑制中枢神经，还会对呼吸系统产生刺激作用，它也可以进入脂肪组织。一般不发生急性中毒。新《卫生标准》中其限值为 0.3 毫克/升。

(2)二氯苯

氯苯虽然种类不少,但毒理学研究的较多的只有氯苯和二氯苯。由于二氯苯应用较广,在地面水、饮用水中均可检测到。二氯苯进入人体后,可分布在肝脏、肾脏和肺中,尤其在脂肪中易富集。二氯苯会损伤许多器官,会产生厌食、恶心、头痛等症状。它还可引起贫血、皮肤过敏,还可导致脾大、黄疸等疾病。二氯苯被认为是可疑致癌物。新《卫生标准》中1,4-二氯苯限值为0.3毫克/升,1,2-二氯苯限值为1毫克/升。

59. 水中超标"挥发酚"对人体有何危害?

酚是苯分子中的氢原子被羟基(OH^-)取代后生成的一类化合物,它们在自然界为数不少。挥发酚是指能与水蒸气起挥发的酚类化合物。挥发酚主要包括苯酚(C_6H_5OH)、甲酚($CH_3C_6H_4OH$)。挥发酚虽然被列入感官性状和一般化学指标(以苯酚计),但有几点需要特别提出。苯酚的来源和应用特别广,如炼焦工业、石油工业都可以产生苯酚。它可用在塑料制造、消毒、防腐等方面。由于苯酚较易溶于水,工业废水中苯酚含量有时高达数千毫克/升。不少地下水、地面水均可检测到苯酚。有些河段

(如黄河渭河支流)酚含量曾高达 106 毫克/升。在氯化消毒过程，苯酚还可转变为氯酚。

苯酚污染的水具有异臭、异味，具有不良的感官性状。苯酚还可导致人中毒。急性中毒可引起头痛、耳鸣。苯酚进入人体后使体内细胞蛋白质变性，对呼吸道有刺激作用。苯酚还可通过皮肤进入人体，损害肺、肝等脏器，甚至造成死亡。苯酚还有弱的致癌性。新《卫生标准》中限值为 0.002 毫克/升。

60. 氯酚对人体有何毒害？

氯酚包括一氯酚(2-氯酚、4-氯酚)、二氯酚(2,4-二氯酚、2,6-二氯酚)、三氯酚(2,4,6-三氯酚)、四氯酚(2,3,4,6-四氯酚)、五氯酚。其中，2,4,6-三氯酚和五氯酚被列入非常规检测毒理学指标。实际上，氯酚类既使人感官不适，亦具有不同的毒性。

(1)2,4,6-三氯酚：2,4,6-三氯酚除随工业废水排入水体外，当用氯消毒时，氯或次氯酸根与酚类作用也可生成。在很低的浓度时，就可嗅到其臭味。2,4,6-三氯酚对人体有致癌性，IARC 将其列为 2B 类致癌物。新《卫生标准》中限值 0.2 毫克/升。

(2)五氯酚：五氯酚广泛用作防腐剂、杀虫剂。使用这种物质的地区，在地表水中常被检测到。在氯酚类物质中五氯酚毒性较大，中毒后表现为多汗、口渴、体温升高、呼吸加快，最终死亡。IARC 将其列为 2B 类致癌物。新《卫生标准》中限值为 0.009 毫克/升。

61. 丙烯酰胺对人体有何毒害？

丙烯酰胺的聚合物(聚丙烯酰胺)可用作水处理絮凝剂。水中的丙烯酰胺来自于工业废水或絮凝处理后的残留物。IARC 将丙烯酰胺列为 2B 类致癌物。新《卫生标准》中其限值为 0.0005 毫克/升。

62. 苯并(a)芘对人体有何毒害？

苯并(a)芘属于多环芳烃，其分子中含有两个或两个以上的苯环。除苯并(a)芘外，从水体中检出的还可能有苯并(ghi)芘、茚并(1,2,3-cd)芘、荧蒽、苯并荧蒽、苯并(k)荧蒽等。在水中，这些物质常常几种同时存在。它们在人体中因具有脂溶性，广泛分布于脂肪中。多环芳烃对人体危害大，其中人们对苯并(a)芘的研究较多。苯并(a)芘是多环芳烃中最强的致癌物之一。试验证实，它还具有致突变性。IARC 将其列为 2A 类致癌物。新《卫生标准》中其限值为 0.00001 毫克/升。

63. 囊藻毒素-LR 是一种什么样的毒素？

微囊藻毒素是地面水中的蓝藻产生的毒素。这些毒素中微囊藻毒素-LR. 是最早认识的一种。许多水源水中都有微囊藻毒素-LR, 通过饮水它可以进入人体。国内有些地方发现肝癌发病率与饮用水有关, 在这些水中检测出微囊藻毒素-LR 的机会多。新《卫生标准》中其限值为0.001 毫克/升。

64. 你知道饮用水中的甲醛主要来自哪里吗？

甲醛在常温下为气体, 它可作为化工原料、杀菌剂、防腐剂。饮用水中的甲醛主要来自工业废水。对污染的水源用臭氧消毒时, 也能将水中腐殖质氧化为甲醛。研究表明, 甲醛具有致突变性和促癌活性。IARC 将其列为2B 类致癌物。新《卫生标准》中其限值为 0.9 毫克/升。

65. 残留农药对人体的危害性如何？

列入新《卫生标准》中的非常规检测项目的农药有17种。与旧《卫生标准》比较, 农药是增加得较多的一类有毒物。农药进入水体的主要途径一是为了控制水体中有害生物(如蚊虫、钉螺等)直接施入; 二是从含有农药的土壤中迁移而来, 迁移方式有地面径流和通过土层渗入地下水; 三是农药厂排放的废水, 此种情况最为严重, 污染物浓度较高，会导致严重的水污染事件发生。人体可以从饮水中直接摄入农药，也可以通过水中生长的鱼虾等食物食入。农药中有机物居多，主要分为有机氯农药和有机磷农药。有机氯农药常在地表水中发现。

(1)滴滴涕(DDT)

滴滴涕是英文名称 Dichloro diphenyl trichloroethane 译名的缩写，学名为双对氯苯基三氯乙烷，它有多种异构体，是使用较早的一种农药。由于其难以降解，又有较大的危害，因此许多国家已禁止生产，我国也限制生产。滴滴涕目前只用于控制某些疾病。

滴滴涕难溶于水，但在环境中却分布很广，几千米高空的飘尘和遥远的南极雪水中均可找到。滴滴涕极易富集于鱼类的体内。鱼体内其含量常比鱼生活的水中含量高出 1000 倍以上。作为食物链末端的人体中累积的浓度比最初水体浓度高出数百万倍，真是异乎寻常的生物放大。滴滴涕影响人类神经的细胞膜，摄入较多时还会使肝细胞坏死。滴滴涕在体内通过胎盘和人乳将其影响留给下一代。IARC 将滴滴涕列为 2B 类致癌物。新《卫生标准》中其限值为 0.001 毫克/升。

(2)2,4-滴

2,4-滴的化学名称为 2,4-二氯苯氧乙酸。它被广泛用作除草剂和植物生长调节剂。它可少量溶于水。2,4-滴对生物有毒性。IARC 将其列为 2B 类致癌物。新《卫生标准》中其限值为 0.03 毫克/升。

(3)七氯

七氯的化学名称为 1,4,5,6,7,8,8-七氯-3,4,7,7-四氢-4,7-甲撑茚。它主要用作杀虫剂,对人体有毒害作用,若在体内转变为环氧七氯,后者毒性更大。IARC 将其列为 2B 类致癌物。新《卫生标准》中其限值为 0.0004 毫克/升。

(4)六氯苯

六氯苯可用作杀虫剂、杀菌剂和化工原料。动物试验中发现其可促进肿瘤生成和致癌。IARC 将其列为 2B 类致癌物。新《卫生标准》中其限值为 0.001 毫克/升。

(5)林丹

六六六(分子中有六个碳原子、六个氢原子、六个氯原子的环状化合物)是过去使用较广的农药,它是四种异构体的混合物,现已禁止生产。林丹是"六六六"的丙种异构体,主要用作杀虫剂。IARC 将林丹列为 2B 类致癌物。新《卫生标准》中其限值为 0.002 毫克/升。

(6)对硫磷

对硫磷的化学名称为 0,0-二乙基-0-(对硝基苯基)硫代磷酸酯。它可溶于水,是一种广谱杀虫剂,具有强烈的臭味,属高毒农药。人体中毒后,会产生头痛、乏力、食欲不振、肌束震颤和瞳孔收缩等症状。新《卫生标准》中其限值为 0.003 毫克/升。

除上述农药外,列入新《卫生标准》中的还有灭草松、百菌清、溴氰菊酯、六六六、马拉硫磷、甲基对硫磷、呋喃丹、毒死蜱、草甘膦、敌敌畏、莠去津、乐果,列入WHO《饮用水水质准则》中的还有艾氏剂和狄氏剂,这些均为有机氯农药。

66. 其他有机有害物还有哪些?

新《卫生标准》的参考指标中列入了 30 种影响人体健康的其他物质。此处列举几种限值较低的有机物。

(1)二噁英:二噁英是一类三环芳香族化合物,容易在垃圾焚烧后产生。具有毒性,其中 2,3,7,8-四氯二苯并对二噁英(2,3,7,8-TCDD)毒性最强。其参考限值为 0.00000003 毫克/升。

(2)四乙基铅:四乙基铅是一种含铅有机化合物,为无色油状液体,性剧毒,容易被皮肤吸收。其参考限值为

0.0001 毫克/升。

(3)多氯联苯：多氯联苯因耐酸、耐碱、耐热、耐腐蚀、不易燃、绝缘性好等特点，在工业上被广泛应用。一旦污染环境，易发生生物富集。人摄入后对生殖系统、免疫系统、神经系统、内分泌系统均产生影响。其参考限值为 0.0005 毫克/升。

(4)多环芳烃：多环芳烃是一大类化合物，在其分子结构中有四个以上的环。人摄入会发生癌变。其参考限值为 0.002 毫克/升。

(5)邻苯二甲酸二丁酯：邻苯二甲酸二丁酯常用作塑料增塑剂，易从塑料中蒸发或溶出。动物试验表明会影响器官和生殖机能。参考限值为 0.003 毫克/升。

(6)有机锡：饮用水中有机锡污染的来源之一是输水系统中的 PVC 管材。PVC 管材中通常含有有机锡稳定剂，如一甲基锡(MMT)、二甲基锡(DMT)、一丁基锡(MBT)、二丁基锡(DBT)等，而有机锡会从 PVC 管材中沥出。水环境中有机锡污染是由船舶含有三丁基锡(TBT)和三苯基锡(TPhT)的防污油漆而引起。有机锡化合物也是内分泌干扰物质，这些物质会影响生物最基本的生殖功能，干扰荷尔蒙分子，造成生长和遗传方面的不良后果。

此外,2-甲基异莰醇、氯化乙基汞、土臭素、黄原酸丁酯等的参考限值都比较严格。

67. 什么是致病微生物?

人类所患的许多传染病是由水中的致病微生物引起。这些微生物包括细菌、病毒和病原虫。水中引起传染病的细菌有致病性大肠杆菌、伤寒杆菌、霍乱弧菌、小肠结肠炎耶尔森菌、志贺菌属、空肠弯曲杆菌等;病毒有腺病毒、脊髓灰质炎病毒、艾奇病毒、呼肠弧病毒、肝炎病毒、轮状病毒、诺沃克病毒等;病原虫主要有痢疾阿米巴虫、隐孢子虫、蓝氏贾第鞭毛虫、结肠小袋纤毛虫等。

致病微生物引起的传染病有伤寒、霍乱、细菌性痢疾、脑膜炎、心肌炎、肝炎、肺炎、肠胃炎、血吸虫病等。饮用了被病原体污染的水就会引起传染病流行。致病微生物来自于受污染的水,如未经处理的生活污水、医院废水等。

目前,饮用水常规指标中微生物指标有四项:菌落总数、总大肠菌群、耐热大肠菌群、大肠埃希氏菌。

菌落总数:菌落总数可以反映饮水的净化消毒效果。新《卫生标准》中规定每毫升水中不得超过 100CFU。菌落总数增多,说明水被有机物污染,但不能说明污染的来源和安全程度。

总大肠菌群：新《卫生标准》中规定饮用水中不得检出大肠菌群(MPN/100毫升)。大肠菌群和病原菌的生活习性及环境中的存活时间基本相同。若水中存在大肠菌，就表明受到粪便的污染，并可能存在病原菌。新《卫生标准》规定在100毫升水样中不得检出耐热大肠菌群、大肠埃希氏菌。

加氯消毒是20世纪最主要的饮用水消毒方法。消毒以后，水中留有少量氯，称为余氯。水中余氯的存在可以阻止微生物繁殖，但是一些调查发现，即使余氯达到2.5毫克/升，给水管网中仍有相当数量的细菌存在。新《卫生标准》中规定管网末梢出水余氯不应低于0.05毫克/升。

68. 为什么要严格控制放射性指标？

放射性物质可以从许多方面进入水体。如宇宙射线产生的放射性，可随雨水进入水体；岩石、土壤中的放射性物质可通过径流进入水体；核试验、核电站、医院均可产生放射性物质。放射性物质可以放射出损害人体的射线。这些射线除伤害人体外，还会产生遗传效应，使后代也受害。

具有天然放射性的元素(常称为放射性核素)主要有铀-238 (或写作 238U)、钍-232、镭-228、镭-226、钋-210、碘-131、硫-90、磷-32、氢-3 和钾-40；人工放射性元素有锶-90 等。在我国北方许多地区水源水中铀、镭含量较高。新《卫生标准》中放射性指标只列入总α线放射性和总β射线放射性，给出了它们的指导值(不是限值)，总α线放射性为 0.5 贝可/升，总β射线放射性为 1 贝可/升。有些地区的地下水中含有放射性氡，其放射性弱，易从水中逸出，不过，应注意还会从空气中被人体吸入。

69. 内分泌干扰物为什么会危害人的身体？

近 20 年来，发现存在于环境(水、大气)中的许多化学物质，不是直接作为有毒物影响身体，而是干扰人体(包括其他动物)的内分泌，起着某种激素的作用，这些化学物质通常称作内分泌干扰物(EndocrineDisrllptors，EDs)或内分泌干扰素，也称作环境激素。国外对内分泌干扰物已研究得较深入，我国尚处在初级阶段。在国内外的许多水体中，均发现内分泌干扰物的存在，由于它的危害殃及后代，因此引起各国相关学者的高度重视。应该指出，导致内分泌失调或紊乱的原因是多方面的(化学物质、社会原因)，这里所说的只是环境中的化学物质对内分泌的干扰及其所产生的危害。

70. 内分泌紊乱会对人产生怎样的后果？

人体的内分泌腺有甲状腺、胰腺、卵巢、睾丸、肾上腺等，它们可以分泌出叫做激素的物质。如甲状腺分泌甲状腺激素，它可以加速人体的代谢，控制人的生长，缺乏时会患侏儒症，过量时患肥大症；胰腺分泌胰岛素，可降低血糖，缺乏时会患糖尿病，过量时会患低血糖症；卵巢分泌雌激素，使人雌性化，缺乏时导致生殖器异常，过量时会出现女性病变(如患乳腺癌)。上述腺体所分泌的激素可以进入人体血液循环，经血液流到人体的特定组织而发挥作用。激素是控制生命过程的重要物质，对人的生长、发育、免疫和生殖起着重要的作用。正常的内分泌是人体重要的生理过程，它的紊乱将对人的一生及生育后代带来严重的后果。

内分泌干扰物对人类最大的危害是影响生殖、发育。主要表现在以下方面：性器官退化，甚至雌性动物雄性化，导致生殖紊乱；出现早熟、不孕；出生缺陷，造成先天性畸形，如视力、听力、语言等方面的残疾；出现人体形态异常，如少胳膊、双头、多指，多器官，一人三肾等。据1940年以来的调查分析，人类的生殖能力不断下降，不孕不育者增多,这是由于内分泌干扰物引起睾丸发育不健全,出现永久性性功能障碍。同时,胎儿、婴儿疾患也增多。

由于环境激素的干扰,人的免疫系统受到影响。受干扰者免疫功能下降,怀孕妇女患天花、脊髓灰质炎、流感等的概率增大;婴儿也有类似现象。内分泌干扰物还导致患癌机会增多,发病率较高的乳腺癌即与此有关。内分泌干扰物还对神经系统产生影响,受害者智商降低。许多情况下,内分泌干扰物对雄性动物的影响更大,雄性退化更为严重。内分泌干扰物损害着人类的正常遗传链,西方有些发达国家,约20%的夫妇苦于没有孩子。

71. 已知的内分泌干扰物有哪些?

已经查明的内分泌干扰物超过100种,涉及许多工业用品、农业用品、生活用品及医用品,如塑料、树脂、农药、除垢剂、洗涤剂、染料、涂料、食品添加剂、化妆品、避孕药品等。下面介绍一些已确定或可疑为内分泌干扰物的化学物质,其中许多是环境雌激素。

(1)邻苯二甲酸酯(PAEs)

主要来自塑料制品。有明显的生殖毒性和很强的"三致性"。由于塑料使用极为广泛,它所释放出来的邻苯二甲酸酯很容易从环境中进入人体,女性最易受害。

调查发现,塑料制造厂中的妇女因长期接触,受孕率下降,流产率升高。

(2)二噁英类

包括多氯二苯并二噁英和多氯二苯并呋喃。垃圾焚烧时常产生此类物质。它们的毒性很强,进入人体后,除使免疫力降低、引发癌症外,还可以引起肝中毒,有明显的生殖毒性,会严重影响神经,造成大脑障碍、头痛、失眠,还使智力下降。

(3)双酚 A

它是制造环氧树脂、聚碳酸酯、聚砜的原料,在工业废水中已有发现。人体中的雌激素主要有雌酮、雌二醇和雌三醇,由人体的卵巢分泌。环境中具有雌激素活性的物质干扰人体正常内分泌,它们在人体中的出现,使人体性激素分泌量减少、性激素活性下降,男性精子数量减少(常由每毫升 1.13 亿减至 6600 万左右),新生婴儿成活率降低,后代发育不良。这类物质除邻苯二甲酸酯、二噁英、双酚 A 外还有壬基酚、多氯联苯、DDT 以及重金属汞、铅、镉。相当一部分农药是内分泌干扰物。DDT 及其代谢产物对人类的生殖、发育的影响非常明显,当其进入人体后,妇女流产的概率增多(在流产妇女的血清中 DDT 含

量高于正常妇女);哺乳期的时间从 7 个多月缩短至 3 个
多月。

除 DDT 外,七氯、硫丹、六六六、对硫磷、马拉硫磷、
2,4-滴、除草醚、毒死蜱、代森锌、狄氏剂等。此外,苯丙
芪、有机锡、苯乙烯、五氯苯酚、六氯苯、呋喃等农药都有
环境激素的作用。

72. 水的硬度与心血管病有什么关系?

20 世纪 60 年代,一些科学家开始研究心血管病(心
脏病、中风、高血压)的地区分布,发现饮用水硬度与心血
管病发病率呈现负相关,即饮用水中硬度越高,居民心血
管发病率就越低。这种相关性不排除还有其他因素起作
用,但硬度的作用则是肯定的。

1979 年,国外学者库斯托克(Comstock)总结了许多
研究成果后得出结论:水的硬度与心血管病死亡率间的
相关性是存在的,而且是很明显的。喝软水比喝硬水易
得心血管病。康斯托克分析其原因时还指出,这可能是
某种基本元素缺乏或某种有毒元素过多。另一些人的研
究也表明,当水中钙离子多时人体易吸收钙,钙离子少而
铅离子(或其他金属)多时人体易吸收铅,这种含量之间的
关系应引起重视。

在防止心血管病方面，饮用水中的钙和镁有相同的作用。不过人体需要的钙，只有15%~20%来自于水，故饮用水中的钙不会直接对心脏和血管发生重大影响。

73. 水的硬度与骨质疏松有什么关系？

人随着变老，体内的器官功能亦减退，特别是骨质易疏松。骨质疏松后骨组织变薄、失去弹性、强度降低，因此容易发生骨折，致使身高变矮和身体弯曲。这种现象的发生主要是由于骨组织失去了钙元素。

妇女更应注意骨质疏松问题，因为妇女骨组织密度下降速度比男人要快些，60~65岁时多数妇女骨组织密度仅为一生最高值的70%。妇女每天需1000~1500毫克的钙，应该注意从饮用水中摄取。每个人终身保持对钙的高摄取，可以保持骨组织的高密度，防止骨折的发生。

74. 饮用水硬度与肾结石有什么关系？

肾结石的主要成分是钙，约占75%。有许多原因可以造成肾结石，但不少研究者认为，肾结石与矿物质元素在肾中过滤、排尿有关。当肾小球过滤血液的时候，血液中过多的水、矿物质被排入尿液里，尿液中含有被浓缩的钠、钾、钙、镁、磷酸盐等待排泄物。如果尿液中水的含量偏低，那些待排泄物就会沉淀并形成结晶物——肾结石。

但并非饮用水的硬度高，肾结石发病率就高。这一现象还无十分合理的解释。为了维持尿液的稀释度，每天多喝水是必要的。

六、水中的有益元素

75. 水中也有对人体有益的元素吗？

理论和经验都告诉人们：有害和有益是相对的。第四章中提到的氟就是一个例子。人体需要一定量的氟，但摄入过多会引起中毒，类似的元素还有铬。在饮用水中如何划分有益和有害元素，应根据其毒阈浓度和其在人体中的作用而定。许多元素为人体所必需的，在一定浓度范围内对人体有益，而超过一定浓度范围将会危害健康。

人体所需元素主要由食物和水提供。有些研究表明：水中溶解性矿物质要比食物中的更容易被人体吸收。

76. 水中有哪些对人体有益的元素？

已发现的元素有 112 种，其中地壳中天然存在的有 90 余种，它们几乎也都存在于人体中，其含量和地壳中的丰度规律基本一致。按元素在人体内的含量可分为常量元素和微量元素。常量元素有氧、碳、氢、氮、钙、磷、硫、钾、钠、氯、镁 11 种,占人体重量 99% 以上。微量元素主要有铁、氟、锌、铜、钒、铬、硒、锰、碘、钼、镍、钴、硅、硼等,这些微量元素都是人体必需的;另外还有一些微量元素在人体内存在,并非必需。

77. 元素在人体内的化学形态是怎样的?

元素在人体内大致有以下几种化学形态:

(1)离子形式:主要有钾、镁、钠、钙、氯。它们以自由离子的形式存在于细胞内部和细胞外部的营养液中。因其带电和细胞内外浓度不同,可以发挥电化学功能和传递信息功能。

(2)小分子形式:主要有氟、氯、溴、碘、铜、铁、镁、钒、镍、砷、硼、硒、汞、硅等。

(3)大分子形式:主要有钾、钠、镁、铁、铜、锌、镍、铬、钴、锰、钼、氯、碘、硒等,它们与蛋白质结合,成为大分子的一部分。这种大分子化合物有:金属激活酶、金属酶、金属蛋白质。

(4)机体结构物质:主要有钙、镁、钡、锶、硅、磷、氟,这些元素成为人体某一器官或组织的组成物质,有时称为无机结构物质,如构成骨骼、牙齿的磷酸钙。

可以看出,微量元素(包括个别常量元素)在人体内的化学形态是多样的。它们活跃在人体的各个角落,发挥着重要的生理作用。有几种微量元素在人体内还可以多种化学形式存在。

78. 人体中必需的微量元素有哪些?

人体必需的微量元素中铬和氟因其对人体明显的双重影响外,人体中必需的微量元素还包括铁、锌、锂、锶、锰、铜、钼及硒、碘、硅。

79. 微量元素有哪些生理功能?

微量元素虽然只占人体重量的约1%,但在人体内却具有特殊的生理功能,不是可有可无,而是必需。微量元素主要有以下作用。

(1)微量元素是人体内几种酶的激活剂

酶是一种特殊的催化剂,它可以加速生物体内的化学反应。所以酶常称为生物催化剂。人体内的生化反应,无酶时几乎不能进行,有酶参与时反应速率可提高千万倍。

不少酶中含有一种或几种微量金属离子,如Na^+、K^+、Ca^{2+}、Mg^{2+}、Zn^{2+}、Mn^{2+}等。酶如果失去其中的金属离子,就会丧失催化活性。也有一些酶,其中的金属离子主要是维持酶的空间构象。一般情况下,酶的催化作用是专一的，一种酶只催化一种生化过程。在多种酶的共同作用下完成生物体内多样的生化过程，维持着生命的延续。

(2)微量元素参与激素在人体内的作用

激素是人体内分泌腺(如甲状腺、胰腺)分泌的微量化学物质，进入血液转运到作用的细胞或器官，调节细胞或器官的代谢。微量元素是某些激素的组成部分，它促进激素调节人体生理机能。

(3)将氧输送到人体全身

微量元素铁可以结合于血红蛋白中，形成含铁血红蛋白。含铁血红蛋白通过特殊传递作用将氧输送到人体的每一个细胞中。缺铁性贫血时，因血液携氧能力降低，会使人体器官组织缺氧。

(4)微量元素影响核酸的代谢作用

影响核酸代谢作用的微量元素有铁、锰、铜、锌、镍、铬等。核酸有两种：一种叫脱氧核糖核酸(DNA)；另一种叫核糖核酸(RNA)。DNA是遗传信息的载体，所有的基因都在DNA上线性排列。DNA的复制、修复和重组，是一个按照很复杂的机制、遵循一定的严格顺序进行的过程，需要许多酶和蛋白质参与。锌在DNA聚合酶和RNA聚合酶中发挥关键作用。

80. 水中钙和镁与人体健康有什么关系？

钙是构成人体的重要元素，并且是人体内含量最多的五种元素之一。成人体内钙含量约为 1200 克，占人体重量的 1.5%~2.0%。大约 99% 的钙分布在骨骼中，1% 的钙存在于细胞外液和软组织中。人体骨骼中的钙并非一成不变，而是不断地进行代谢，每天更新约 700 毫克，损失和吸收处于平衡。人体钙的亏损开始于 50 岁左右，女人亏损的速度较男人快。

骨骼中的钙以磷酸三钙和羟基磷酸钙的形式存在。钙对于神经和肌肉的应激性、心脏的正常搏动、血液凝固和体内各种膜的完整性是必需的。人体中血清钙含量非常恒定，约为 10 毫克/100 毫升。血清钙含量的变化维持在一个小范围内，含量低时由骨骼释放补充，含量高时贮存于骨骼中或排泄掉。血清钙 60% 是离子化的。血清中离子化的钙如果明显减少，会引起手足抽搐（通常称抽风）。缺钙会使骨质生长不良，但增加过多会影响心脏和呼吸，也会使肌肉和神经迟钝。成人每天需要补充 0.7 克，小孩约 1 克，妊娠妇女约 1.5 克。钙还是许多酶的激活剂。

镁也是骨骼和牙齿的重要成分之一。人体中的镁与血压、心肌功能都有关。镁缺乏会使心肌坏死，出现眩晕、乏力等症状。钙、镁、硅等是构成水硬度的元素，其中钙是最常见的。硬度是饮用水的水质指标之一，通常用每升水中所含碳酸钙的毫克数表示，新《卫生标准》中其限值为450毫克/升。

七、生活饮用水二次污染的原因

81. 管网输送时的污染有哪些？

经水厂净化生产的水需要通过复杂庞大的给水管道系统输送到用户，包括配水管网和水量调节构筑物等，水厂至用户途经的管线长度可达数十上百公里，水在管网中的滞留时间可达数日，庞大的管网就如同一个大型的"反应器"。实践证明，水在这样的反应器内发生着复杂的物理、化学、生物变化，使管网结构完整性被破坏，从而导致水质发生变化，造成管网污染。对国内45个城市调研的结果（平均值）显示，管网水浊度比出厂水增加0.38NTU，色度增加0.45度，铁增加0.04毫克/升，锰增加0.02毫克/升，细菌增加18个/毫升，管网末端余氯下降到0.015毫克/升，大肠杆菌增加0.4个/升，水质总合格率平均下降到83.4%，表明水质已经恶化。故水质在输送过程中的二次污染是个不容忽视的问题。给水管材对供水水质的影响。

82. 饮用水水质在输送过程中有变化吗？

城市给水干管由于采用钢筋混凝土管或水泥砂浆衬里的铸铁管等管材，除余氯稍有降低，浑浊度、溶解性总固体略有升高外，其他指标与出厂水相比无明显差异。但使用年限长且无衬里的管道和涂沥青类物质内衬的管道，由于内壁腐蚀、结垢，导致水中铁、锰、铅、锌等金属物质和各种细菌、藻类、苯类、挥发性酚类指标的含量增大。街坊内小口径管道、用户室内管道对水质的影响是输水过程中水质降低的重要因素。

83. 给水管网的材料对水会有什么污染？

金属管材由于电化学腐蚀而使有害元素进入水中，如镀锌钢管和铸铁管因内壁锈蚀、结垢，在管道内水流速度、水压突然发生改变时，会出现短时间的水质恶化，甚至出现"红水"、"黑水"等水质事故；铅锌管或含铅水龙头在水滞留较长时，铅会溶入水中；石棉水泥管中，对人体健康有着严重影响的石棉纤维从水源到管网有不同程度的增加；使用塑料管材不当时，溶出的化学物质会污染管中流动的水。饮用水中有机锡污染的来源之一是输水系统中的 PVC 管材。PVC 管材中通常含有有机锡稳定剂，如一甲基锡(MMT)、二甲基锡(DMT)、一丁基锡(MBT)、二丁基锡(DBT)等，而有机锡会从 PVC 管材中沥出。沥青涂层由于含有致癌物质已不在我国给水管网中使用；使用水泥砂浆衬里的给水管道由于砂浆衬里的腐蚀或软化、水的碱化作用，不仅降低了管径的有效过水断面，而且对水质也产生不良影响。

84. 管道腐蚀、结垢和沉积物对水质有何污染？

给水管道内壁的腐蚀和结垢是普遍的现象。管壁的结垢，降低了管道的输水能力，增加二级泵站动力消耗，严重时造成爆管事故；管壁的腐蚀产物进入水中，降低了水质质量，对生活饮用水危害极大。

我国城市大部分配水管网的管材，一般采用铸铁管、钢管等金属管材。随着运行年限的延长，管道逐渐出现锈蚀现象，其表现形式有生锈、坑蚀、结瘤、开裂或脆化等。按照腐蚀过程的机理，腐蚀可分为没有电流产生的化学腐蚀，以及形成原电池而产生电流的电化学腐蚀。给水管道内壁产生的腐蚀一般是电化学腐蚀。影响电化学腐蚀的因素有很多，一般情况下，水中含氧越多腐蚀越严重；水的 pH 值越低，腐蚀越快；水的含盐量越高，腐蚀越快；流速越大，腐蚀也越快。金属管内壁锈蚀后，会产生一种厚度不一的"环状锈垢"。当水中含盐量较高时，锈壳内的各种盐类不断积累，促使铁细菌依靠盐类的氧化而不断繁殖。铁细菌生存过程中吸收亚铁盐，排出的氢氧化铁产生大量沉淀，从而使管道出现结垢。

管道内壁产生结垢的原因很多，水中的碳酸钙或悬浮物沉淀，水中的铁、氯化物和硫酸盐含量过高都会导致管道内壁结垢。除了上述情形外，生活饮用水中含有一定浓度的金属离子，如钙离子、镁离子、铁离子等，这些金属离子在供水管网内达到一定浓度后，随着水的 pH 值、余氯量等因素的变化，沉积在管道内壁上，造成管道内壁结垢。管道内壁的锈蚀、结垢必将导致水中余氯量迅速减少，色度、浊度等指标明显增大。腐蚀物及污垢对水质的危害程度与系统投入使用的年限有关，年限越久对水质的污染也越严重。一般来说，对于未经防腐处理的金属管道，当使用 5~10 年后，污垢就已达到了恶化水质的程度；对于防腐处理较差的系统，3~5 年后就开始出现腐蚀现象。

85. 管道腐蚀、结垢与水质化学稳定性有什么关系？

水的腐蚀性和结垢性一般都是水—碳酸盐系统的一种表现。当水中的碳酸钙含量超过其饱和值时，则会出现碳酸钙沉淀，引起结垢现象；反之，当水中的碳酸钙含量低于其饱和值时，则水对碳酸钙具有溶解的能力，能够将已经沉淀的碳酸钙溶解于水中。前者称为结垢型的水，后者称为腐蚀型的水，总称为化学不稳定的水。对于混凝土和钢筋混凝土一类的管材来说，腐蚀型的水可以把输水管壁中的碳酸钙溶解出来；对于金属管材来说，则是溶解掉原先沉积在金属表面的碳酸钙，从而使金属表面裸露在水溶液中，产生腐蚀过程。在水—碳酸盐系统中，控制腐蚀过程的一个常用而又简便的方法是在管壁上沉积一层碳酸钙保护层，把水和金属隔开。当然，保护层的厚度不能无限度地增长，因此需要同时控制结垢过程。

微生物繁殖对水质的污染。经消毒后自来水在从水厂经供水系统输送至用户后常出现细菌总数和总大肠菌群超标现象，说明微生物在管网中重新生长、繁殖，部分细菌在管壁上利用水中营养基质生长而生成生物膜。管壁生物膜可能成为管壁腐蚀和结垢的诱因，生物膜的老化脱落会恶化水质。

86. 微生物繁殖对水质的污染有何主要表现?

细菌和大肠杆菌的再度繁殖;耐氯微生物的滋生;自养型铁细菌的繁殖;硫的转化菌的繁殖;硝化与反硝化菌的繁殖。微生物的再度繁殖对水质的危害,除了直接造成细菌学质量的下降,同时也是金属腐蚀结垢发生的诱导原因,并且还会造成浊度、色度、有机污染物、亚硝酸盐指标的上升。例如,当水中 pH 值小于 6.5 且水中铁的含量超过 3 毫克/升或管道为金属管时,将导致自养型铁细菌大量繁殖和金属腐蚀,进而造成细菌、浊度、色度、铁等指标的上升。微生物造成的二次污染主要环节在城市管网末梢,尤其是居住区管网和蓄水池(箱)等处。另外一些家庭在水龙头安装了家用净水器,由于净水器的质量问题或使用不当也成了微生物的污染源。

近年来,人们认识到引起给水管网中细菌重新生长和繁殖的主要诱因是出厂水中残存异养细菌生长所需的有机营养基质,即可生物降解的有机物。尽管自来水厂通常通过加氯消毒,同时保持管网末端有一定的余氯量来控制细菌在管网中的生长,但出厂水中仍残留有细菌,氯消毒后部分受伤细菌在管网中能自我修复、重新生长并繁殖,导致用户水质变坏。因此,关键在于控制进入给水管网中的有机营养物的含量。

87.氯化消毒副产物对水质有何污染?

氯化消毒副产物是在饮用水的加氯消毒过程中,有效氯与原水中存在的有机物发生反应而形成的。通常,将水中能与氯形成氯化消毒副产物的有机物称为有机前体物,它们通常是腐殖质、藻类及其代谢物、蛋白质等。腐殖质是天然水中有机物的主要成分,主要由腐殖酸和富里酸组成,是多种消毒副产物的主要前体物,消毒副产物随腐殖质含量增加而增加。如腐殖酸在氯化消毒过程中,在强氧化剂的作用下,本身结构被破坏,降解成低分子化合物,这些低分子物质进一步作用,产生挥发性卤代烃(如三氯甲烷、溴仿)和非挥发性氯化有机物(如氯乙酸、溴氯乙酸)。

有研究表明,氯化消毒副产物在整个供水系统中表现出如下规律:管网水高于出厂水、高于原水,且随管网距离的延伸而增加。由此判断,也存在管网输水过程产生氯化消毒副产物对水质的污染。这主要是因为一部分在清水池中未能反应的有机前体物和余氯继续在管网中反应,生成消毒副产物。因此,目前国内普遍采用的用出厂水的水质指标来衡量整个管网水质的方法存在一定缺陷,对于消毒副产物控制来说,不应将出厂水中消毒副产物的浓度作为控制指标,而应以管网中的消毒副产物的浓度作为控制指标。

88. 二次供水产生污染的原因何在?

随着城市建设的发展,高层建筑剧增,二次加压供水方式应运而生。二次供水是集中式供水在入户之前经再度储存、加压和消毒或深度处理,通过管道输送给用户的供水方式。通常,二次供水设施包括高位和低位水箱、水泵、输水管道及净化消毒设施。自来水首先进入低位水箱,然后通过水泵输送到高位水箱,再通过重力作用供给高层的各住户。在供给住户之前还必须经二次消毒才能保证饮用水的安全与卫生。二次加压供水解决了部分城市管网水压偏低和高层建筑用水要求。但是,地下贮水池和屋顶水箱等设施又引起了城市二次供水水质污染问题。有关资料表明,1996年各自来水厂的出厂水各项水质指标的平均值符合现行《生活饮用水卫生指标》,平均总合格率为99.39%,其中浊度、细菌总数、总大肠菌群和游离余氯量四项指标全年综合合格率平均值达98.73%,而管网水中浊度、细菌总数、总大肠菌群和游离余氯量四项指标全年综合合格率平均值仅 95.68%,较出厂水降低。二次供水四项指标全年综合合格率平均值则为 83.81%,较出厂水水质明显下降,总大肠菌群和游离余氯量平均值已不符合标准要求,可见二次加压供水的调贮水池、水塔和水箱中的污染较为严重。

外界污染物进入二次供水设施和设施内部污染物的产生直接改变系统内的水质,是二次供水产生污染的直接原因。如灰尘、蚊蝇、老鼠、垃圾通过开敞式或密封不严的检修孔、通气管、溢流管进入水池内而污染水质。当然,二次供水产生污染的原因是多方面的,既与水质本身的性质有关,又与同水接触的截面性质有关,也与外界许多条件相联系。水二次污染的实质是污染物在水中的迁移转化,这种迁移转化是一种物理、化学和生物学的综合作用过程。在各种因素综合作用下,水中某种物质(污染物)量或者提高,或者降低,导致水质的变化。另外,系统外的各种因素的影响,尤其是污染物直接渗入,直接改变系统内的水质,造成水质的恶化。从目前调查的情况来看,造成二次供水污染的原因有设计、施工方面的因素,也有管理方面的原因。

89. 为什么贮水池容积过大会影响水质？

贮水池容积过大，水的停留时间过长，导致余氯耗尽，微生物繁殖。一般情况下，由于城市管网中含有一定量余氯，微生物的繁殖受到抑制。但如果水流速度较低，在管网中停留时间较长，水中残留微生物再次繁殖以及还原性二次污染物都会大量消耗余氯。监测和实验证明，一般情况下，自来水在水箱中储存6小时，余氯量已经很微量，储存12小时后余氯含量即为零。

90. 为什么泄水管、溢流管一定要与污水管道隔离？

泄水管、溢流管等与污水管道连通。正常情况下，泄水管和溢流管不会被污水污染，但在污水管道阻塞时，污水经虹吸作用倒流入储水装置，引起水质污染。据调查，有相当一部分水池(箱)的溢流管与污水管相连接，而溢流管又缺乏行之有效的防倒灌措施，一旦污水排放不畅，就会引起污水倒流而污染水源；有的溢流管虽没有与污水管相通，但缺乏防虫、防鼠设施，清洗水池时发现死鼠的情况时有发生。

91. 生活饮用水为什么不能与消防用水共用蓄水池?

由于消防用水的不确定性,而其贮水量又必须确保不被动用,因此,生活饮用水与消防用水共用蓄水池势必导致贮水池体积增加、储水量增大,结果使水的停留时间延长和流动状态改变。停留时间过长,水中余氯耗尽,水质发生腐败变质;流动性差会造成细菌和藻类等微生物的繁殖。因此,不合适的水力条件和特性会对水质产生潜在的不良影响,甚至造成水质二次污染,使水质恶化,使之不符合饮用水标准。

92. "死水"是怎样形成的?

工艺设计不合理导致死水区的产生。水箱设计不当,易形成"死水"。"死水"形成的原因:一是部分高位水箱容积过大,使得蓄水量远远大于生活用水量,显著超过了水在水箱中停留的理论允许时间;二是高位水箱的出水口显著高于池底,池中水不能排净,使池底长期保存一部分不流动的死水。另外,水池的进水管与水泵的吸水管设在同一位置,水池的另一端则成死水,导致大量浮游生物的繁殖。

93. 怎样选择建筑贮水池的合理位置？

二次供水设施在技术标准上没有许可证要求，工程图纸设计缺乏卫生意识，施工未按卫生要求，建筑工程多层承包，工程质量难以保证。按照《建筑给水排水设计规范》，生活贮水池位置应远离化粪池、厨房、厕所等卫生不良的地方（大于 10 米），防止生活饮用水被污染，对水泵房的布置也有一定要求，但有的房地产开发商从节约成本出发，不按规范行事，导致地下贮水池选址不当，化粪池与贮水池近在咫尺，饮用水与脏水互相渗透，还有相当部分泵房空间偏小，设备与管路之间的距离达不到规范要求，给设备及系统的维护和保养带来了一定难度。

94. 二次供水设施使用材料会导致污染吗？

二次供水设施使用材料对供水水质影响巨大。近年来，有研究发现某些细菌在 PVC 塑料容器中更易生长，如不动杆菌属等，这些细菌属疏水性，容易黏附在 PVC 材料表面，吸附其中钳青色的多硫化钠，并使之分解为硫化氢，使容器中的水散发出难闻的气味。橡胶材料也会引起水质变化，天然橡胶会促进放线菌的生长，从而引起微生物腐蚀。1974 年，伦敦一家医院的水质一直不稳定，在水温 22℃时，细菌总数高达 250000 个/毫升，当管线中所有橡胶接头重新换过以后水质才稳定下来。马颖对混凝土、玻璃钢、不锈钢和陶瓷四种贮水材质的研究表明，混凝土最有利于微生物生长繁殖，玻璃钢次之，不锈钢和陶瓷不利于微生物繁殖，前两种材质的贮水池表面生成生物膜的时间较短。国外的研究表明，建造水池使用木材会促使铁细菌属生长，木材还能促使贮存在水池中的饮用水发生某些大肠杆菌繁殖。

国内二次供水设施中贮水池大都采用混凝土建造，水箱则大部分采用钢板加红丹防腐材料建造，少数采用不锈钢或玻璃钢材料。混凝土化学成分复杂，经浸泡可渗出钙、镁离子等物质，增大水的硬度和pH值，并且还有钡、铬、镍、镉等金属离子渗出，造成水质污染。红丹防锈漆主要成分是氧化铅，其与钢板附着力差，不抗水力冲刷，易脱落，造成水中铅含量增加。我国给水管材主要采用普通冷镀锌钢管，这种管材防腐锌层薄且附着力差，极易造成局部脱落使水中锌含量增高。

95. 二次供水卫生管理对水质有何影响？

建立完善的卫生管理制度，进行经常性的卫生监督检查，是二次供水卫生管理中的一个重要内容。不设专人管水，水房内杂物堆放。水池无盖、无锁，排气孔和溢流口无防护装置等现象都是缺乏完善的管理制度。根据饮用水的基本要求，凡设立屋顶水箱至少半年要清洗一次。城市高楼除少数宾馆基本按要求做到了以外，由于费用问题，几乎所有居民楼的屋顶水箱都未做定期清洗。

二次供水管理部门多，有物业公司、开发公司、部门房屋管理科室、房产经营公司等，也有跨区供水现象，管理起来非常复杂，给卫生监督工作带来不便。二次供水的外部执法环境不理想。虽然我国现有的有关卫生法律法规，如《中华人民共和国食品卫生法》、《公共场所卫生管理条例》、《生活饮用水卫生监督管理办法》和《二次供水设施卫生规范》，对供水项目进行预防性卫生审查作出了相关规定，但由于没有配套的实施细则，致使基层卫生部门开展预防监督工作存有难度。

八、生活饮用水二次污染的防治

96. 怎样提高出厂水水质和稳定性？

如前所述，微生物繁殖、管道腐蚀、结垢和沉积物对水质的污染与水质稳定性密切相关。要减少生活饮用水二次污染，提高出厂水水质可以说是从污染产生内因入手的治本之举。

　　传统净水工艺对水中溶解性有机物没有明显的去除效果,相反还可能导致消毒副产物增加,使水质毒理学安全性下降。现在已有不少国家规定了出厂水中AOC(生物可同化有机碳)、BDOC(生物可降解溶解性有机碳)及高锰酸盐指数的上限值,以抑制管网中细菌的生长、繁殖。目前,强化混凝、活性炭吸附、膜过滤等饮用水深度处理技术可有效去除和降低水中有机物含量,因此采用饮用水深度处理技术提高出厂水水质是解决二次污染的有效措施。

　　调整出厂水的pH值,控制合理的出厂水碱度、总硬度、盐量是保证出厂水、管网水化学稳定性和提高管网终端用户水质的关键。目前,在改善水质化学稳定性方面比较现实的做法是推行调整pH值法,即水在出厂前投加稳定剂,把pH值调整至7~8.5,提高水的化学稳定性。这种方法在欧美等发达国家已得到了广泛的应用,并且取得了很好的效果。

　　97. 为什么要尽量使用优质耐腐蚀、不污染水质的产品的管材、贮蓄设备?

　　从给水管材实际使用情况来看,镀锌钢管由于腐蚀、结垢严重,在8~10年内需更换新管;铸铁管虽然耐腐蚀性能好一些,但管内结垢也很严重,因此应逐步淘汰和禁止采用镀锌钢管及铸铁管,改用耐腐蚀、不结垢的给水塑料管或耐腐蚀金属管、复合管等。此类管材能长期保持良好的卫生性能、输水性能,特别是复合管不仅具有塑料管耐腐蚀、不结垢的优点,而且强度比普通给水塑料管高,耐压性能好。随着技术的不断发展,管材价格趋于合理,复合管将成为我们优先选用的管材,像铝塑复合管、钢塑复合管等将逐渐成为给水管材的主流。在选用优质管材的同时,管件一定要采用配套的塑料或铜管件,防止管件的腐蚀、漏水,增加整个管道系统的使用寿命。

98. 二次给水的贮水装置水池(箱)应该选用什么样的材料?

二次给水的贮水装置水池(箱)材料的选用,应以不污染水质为原则;水箱材质、衬砌材料和内壁涂料,均不得污染水质。使用水泥材料时,应做内衬处理,防止水泥中有害成分析出。对于只贮存生活调节水的水池可以采用不锈钢、搪瓷钢板或达到卫生要求的玻璃钢水箱代替,有效避免青苔、微生物、细菌的滋生,而且投资不会增加太多。水箱材质除了传统的钢筋混凝土外,还有钢板、复合钢板、不锈钢和食品级玻璃钢等十几种材料。当水箱设置在室外时,选用混凝土内衬不锈钢水池;当水箱设置在室内或屋顶时,选择的优先顺序为:全不锈钢—不锈钢复合钢板—混凝土内衬不锈钢。对于改造工程还要考虑尽量减少负荷,选择自身重量较轻的食品级玻璃钢水箱。随着抗菌材料研制开发,抗菌材料性能的不断提高,水箱内壁涂刷长效抗菌涂料,也是一种可行的方法。采用抗菌涂料的抗菌方式与传统的化学灭菌、物理灭菌相比,安全性好,对健康无害,不造成对环境的污染;对以大肠杆菌、金黄色葡萄球菌、白色念珠菌为代表的细菌能有效地抑制,抑菌率多在 90% 以上。但抗菌材料行业目前仍处在发展阶段,要注意选用稳定性好、长效、可靠、耐擦洗的抗菌涂料。

99. 如何完善二次供水设施的设计和施工?

为使水池(箱)的水不断流动,通常进出水管对侧设置,不宜靠近。小区内的贮水池其容积相对较大,池内宜设导流墙,防止水流短路,形成局部死水区。另外,高位水箱生活水管的出口布置通常高出箱底 50 毫米,其目的是为了防止水中的沉淀物流出污染水质,而实际上沉淀物留在水箱中适得其反,造成水的滞留,反而不利于水质防护。最好的做法是在水箱进水管上安装过滤器,滤掉给水中可能存在的颗粒杂质,使高位水箱生活水管的出口与箱底平齐。合理设置水池(箱)中的管、孔,使水形成推流式流动状态,水池(箱)中的水位可用液位继电器控制,以减少水池(箱)体积;池底要有一定的坡度,溢流管应设存水弯,用水封防止外界污染物进入,应设两个以上的通气管,并在管口处设置防虫、鼠、尘埃的网罩;人孔要采用密闭式。

100.怎样确定生活水池(箱)容积,控制水的滞留时间?

水池(箱)容积的确定,既要满足正常供水要求,容积不能过小,又要避免容积偏大,导致水在水箱中停留时间过长,而影响水质。所以,在贮水量足够的前提下,应尽量减少水池(箱)容积。研究表明,在全年平均水温≥15℃的地区,平均水力停留时间4~6小时为宜;在全年平均水温≤15℃的地区,平均水力停留时间6~10小时为宜。因用水量与气候、季节、生活习惯等有关,设计所确定的最高日用水量与实际用水量有时可能有差别。若生活用水在水箱内的停留时间过长,就应设法降低水箱的最高水位控制点,或改造水箱结构,减小生活调节水贮量,避免水质腐化。

101. 如何分建生活、消防水池，避免生活水的二次污染？

生活、消防合建水池容积一般都较大，包括生活调节水量、火灾延续时间内室内外消防用水量，其中消防贮水量占的比重较大。水池内水更新周期超过 24 小时，水中余氯不足，造成细菌、藻类滋生、繁殖。合建水池室外消防车取水口若密封不好，也会污染池水。为了避免二次污染，保证生活用水的水质，按照《建筑给水排水设计规范》(GB50015—2003)规定，生活饮用水水池(箱)应与其他用水池(箱)分开设置。

102. 为什么要采用以变频调速供水技术为核心的集中供水方式？

在给水方式中，设屋顶水箱的给水方式是最普遍、最常见的。该给水方式具有供水安全、可靠、造价低的优点，但其缺点也很明显，增加建筑立面设计的难度和结构荷载，最主要的是水箱可能因管理不善造成水质二次污染。上海现行的《住宅设计标准》规定：多层住宅宜采用变频恒压供水方式。建筑高度不超过 100 米的建筑生活给水系统宜采用垂直分区并联供水方式，低区利用市政管网的压力直接供水，中区和高区各采用一组变频调速泵供水。这样系统中无高位水箱，减少了水质可能受污染的环节。随着我国变频技术的不断发展，建筑采用变频供水，取消高位水箱，减少二次污染途径将成为一种趋势。

103. 如何加强饮用水卫生管理和监督？

建筑给水系统中，管道和贮水设备管理状况的优劣，将直接影响水质状况。因此，首先要对二次加压供水系统的设计、选材、施工、验收严格把关；其次要依法对生活饮用水二次污染进行监督管理，明确城市供水单位、二次加压设施产权单位、专业清洗单位、卫生管理部门的职责，形成互相制约的管理机制。在管理上，应严格执行水箱、泵房管理标准按时清洁水池(箱)，并对直接涉及生活饮用水质量的部位，如水池(箱)的二次消毒设施、内壁、进出水口、溢流口、入孔等进行经常性的维护，杜绝人为因素造成的污染。总之，要将生活饮用水二次污染防治纳入法制化、科学化、有序化的管理渠道，为广大居民饮用到合格水和优质水提供可靠的保障。

104. 为什么要增加二次供水处理设施？

当城市供水管网造成的二次污染使水质不合格，并且难以改变管网造成的二次污染时，可以采取居住区集中再处理措施。这对于那些位于管网末梢的居住区或用水点是非常必要的。近年来，随着水的深度处理技术的发展，已经出现了如膜过滤、活性炭吸附、新型粒状材料过滤、臭氧处理、紫外线消毒等结构简单、处理效果好的集成处理装置，可为饮用水的集中再处理提供技术保障。

105.增设直饮水管道分质供水有什么好处？

据统计，生活饮用水量只占城市自来水总用量的3%~5%，对生活饮用水进行深度净化处理，是解决污染、提高生活质量的捷径。管道分质供水是在居住小区内设净水站，将自来水进一步深度处理、加工、净化，在原有自来水管道系统的基础上再增设一条独立的直饮水管道，将水输送至用户，供居民直接饮用。分质供水系统的建立，可以提高大量的一般用水的水质，从而避免处理成本上升、资金浪费，也可省去桶装、瓶装纯净水的运输和搬运，用户可随时打开水龙头使用，水质比家用净水器更有保证。当然，要确保直饮水系统无二次污染，必须在设计、施工和管理各个环节采取防治水质二次污染的措施。

管道分质供水系统已在上海、深圳、宁波等地应用，这一技术会逐步走向成熟，它是解决人们对饮用水水质的更高需求，减少环境污染对人体健康危害的一条比较现实可行的途径,应予以重视。

106. 在什么情况下应安装家用净水器分散再净化?

对于难以采取集中再处理设施的居住小区,可以在用水端安装家用净水器。发达国家中有些早已采用这种治理水二次污染的措施,近年来我国城市家庭使用家用净水器也越来越广泛。家用净水器推广使用中的主要问题是优质的高档净水器效果较好,但价格较高,一般为每只 1000~3000 元,有效处理水量为 2~6 立方米,几个月就需要换芯,人们难以接受。而且有些家庭误认为净水器是一劳永逸的,超过有效净水量后还用,反而成了污染源,尤其是生物污染严重。另外,目前市场上的家用净水器中填装的净水材料主要是粒状活性炭、活性炭纤维和滤膜,从去除杂质方面看有很好的效果,但消毒效果差。有人认为膜滤可以去除微生物,但实际上膜后的细菌再度繁殖也是很严重的。因此,家用净水器开发的关键是消毒和抑制细菌生长的技术开发。

107. 什么是水退化问题?

污染后的水经过常规处理,其品质可能不如未经污染的新鲜水。因此,国内长期研究营养学的专家提出了水退化的新看法。水的污染和危害已为人们所认识，不存在任何争议。关于水退化的问题在理论和实践上还需做大量工作，可能涉及相当复杂的技术，例如被污染的水在除去污染物后还给水留下什么影响，它给水分子留下的记忆如何捕捉?尽管如此，我们还是要作一点介绍。营养学家李复兴提出，饮用水应该是"没有污染的水、没有退化的水、符合人体生理需要的水"，为此做了大量工作，研发了自然回归水净化工艺(包括净化系统、DDN 活水系统、灭菌系统)。其中 DDN 活水系统有专用设备，水通过此系统被激活，水分子团变小，水的溶解力、渗透力、代谢力增强，复原了水的功能，使水的营养、生理功能符合人体细胞所需。

108. 安全饮用水的标准是什么?

在历史上饮用被污染的水曾发生过许多次重大公共卫生事件，夺去了不少人的健康或生命。饮水安全引起了各方面的高度重视。安全的饮用水是保证不危害人体健康的水。新《卫生标准》生活饮用水水质卫生要求的第一条中就明确指出，生活饮用水要"保证用户饮用安全"，并明确提出水中不含有病原微生物，饮水中的化学物质、放射性物质不得危害人体健康。

　　符合卫生标准(GB5749—2006)的自来水,应该说是安全的饮用水。不过,我们要清醒地看到,我国许多作为水源的河流污染十分严重,相当数量的农村人口还在饮用不达标的水,不少供水系统存在二次污染,桶装水缺乏监管。饮水的不安全因素确实存在。新《卫生标准》中规定的非常规项目的执行要到2012年才逐步完成,为时六年,可见新标准的实施有一定难度。

　　在新的《生活饮用水卫生标准》中列入106项指标,其中绝大多数是为了限制饮水中的有害物含量。本书用较大篇幅介绍了危害人体健康的几类有害物和二次污染问题。在现阶段饮用符合新《卫生标准》的自来水应该说是安全的。同样,饮用符合相应标准的瓶(桶)装水也是安全的。

　　109. 什么是健康饮用水?

　　人们在生活不断改善后,除了关心饮用水安全,也越来越关心饮用水的营养质量,关心饮用水对人体健康的作用。人们希望喝上比自来水更能保健的水。经过多年的探索与实践,对于安全、健康饮用水的认识有了许多共同点。

　　(1)水中不含任何对人体有害、有异味的污染物。

（2）饮水中有益的矿物质含量适中。

（3）饮水中含有人体需要的微量元素。

（4）水呈略碱性。

（5）水中含有适量的溶解氧及二氧化碳。

（6）水的分子团小。

（7）水的扩散力、渗透力要强。

110. 为什么人人要有节约用水的意识？

我国江河湖泊及地下水遭到人为污染的严重，水体污染的直接后果是降低了水环境的质量，破坏了生态平衡，增加了生产、生活用水的制水成本。50 年前，许多河流的水经过过滤、消毒、煮沸就可饮用，费用主要花在消毒剂及电力上，制水成本很低。这种传统的简单工艺，已经完全不能满足今天饮用水的出水水质要求。为了去除水中污染物，不得不增加混凝、吸附及多次过滤的工序，相应地增加处理设备。目前，条件较好的居民小区已建成直饮水系统，它是以自来水为原水，经过复杂的先进工艺制成优质直饮水。

水资源利用还有一个不容忽视的矛盾：人均水量不断减少，而人均用水量不断增加，因此许多城市便成了缺水城市。因此，我们不仅要节约自然资源，更要节约由自然资源和人们的辛勤劳动转化而来的各种产品。优质饮用水凝结着现代分离技术的许多成果。要大力宣传节约用水的重要性，使每个人形成意识，养成习惯。同时，管理部门还要有一些制度化的措施。另外，还要改进家庭用水的模式,洗过菜后的水、淘洗衣服的水都可留着冲厕所。如果每户每天节约自来水 10 千克,对于一个百万人口的中等城市(以 4 人一户计)每天将会节约用水 2.5 万吨。

九、分质供水

111. 什么是管道分质供水？

经过深度处理的水或优质地下水用独立封闭管道送至用户。用户可以是社区、机关或学校。这种水的水质一般达到了直接饮用的要求。在自来水管道已铺设就绪的城市中重新改建分质供水管道会遇上许多技术和资金方面的困难。新建的城市、新建的居民区和新建给水厂实施分质供水还是易行的。无论是改建还是新建供水项目，前期的规划都是很重要的。城市管道分质供水可以在专门的制水厂中进行，也可以在一般水厂中对部分水进行深度处理。两者均需要有另一套管道将水输送给用户。这种集中统一的供水方式有许多优点：可以有效地监控生产过程,并即时监测水质,从而保证供水安全。在居民集中的小区内设立饮水深度处理站,并建立给水管网,这种方式可以大大减少管道数量。在水深度处理技术方面,可根据水质特点灵活选择工艺方案。

112. 配装家用净水器有何作用?

市售家用净水器在国内外已盛行多年,存在的主要问题是水质针对性差、处理效果不理想、材料更换频繁等。如果由城市水厂提供配套净水器就容易克服上述弊端。因为水厂了解出水水质,可以较顺利地选择适宜的水处理材料和进出水系统。家用净水器的进水是经过水厂处理的自来水,悬浮物和污染物已除去并经过消毒处理。因此,净水器主要用于针对性的深度处理。

113. 家庭饮用水是否必需桶装水?

桶装水是以符合《生活饮用水卫生标准》的水为原料,通过电渗析法、离子交换法、反渗透法、蒸馏法及其他适当的加工方法制得的,密封于容器中且不含任何添加物可直接饮用的水。桶装水与管道分质供水相比较,具有基建成本低的特点,更适合老城区和经济欠发达城市中的居民采用。

桶装水在运送和饮用过程空气必然进入桶中,会将空气中的有害物和微生物带入水中。国家质检部门对许多厂家桶装水的监测表明水中细菌含量超标。出现这种情况的原因可能有两个：一是不法厂家销售未经处理的冒牌桶装水；二是由于水桶材料及水温等造成细菌繁殖的条件，因此桶装水不宜久放。居民应了解本地区的自来水供水情况。如果水源没有受到严重污染或有较好的地下水，水质已达到卫生标准的要求，而市售桶装水的质量又一般，此种情况下就不必购买桶装水。

114. 有哪些分质供水的处理技术？

传统的给水处理工艺包括混凝、沉淀、过滤、消毒。这种处理工艺只能去除水中悬浮物、胶体物、少量小分子溶解物及病原微生物。但对于受污染的水中的许多溶解物，如溶解性有机物、重金属离子、氯化消毒副产物，却无能为力。

以反渗透膜为主的方法可以去除几乎所有的污染物，能够制取相当纯净的水；其他许多比较单一的处理方法只能去除部分污染物，如活性炭主要去除有机物。普遍采用反渗透膜法等先进的水处理技术在经济上是不现实的，健康的饮用水还需保留其中有益的矿物质和微量元素，因此将原水制成纯净水也是不必要的。应根据水源水质分析,针对不同地区水质特点采取适宜的处理工艺。鉴于目前市面上桶装水、瓶装水、净水器的质量良莠不齐、真假难辨,作为饮水消费者为避免上当受骗,对水处理的材料应有基本的了解。

115. 活性炭可以吸附水中的杂质吗?

以炭为基质的水处理材料,目前有两类:一类是活性炭;另一类是炭纤维。活性炭的应用已有很长的历史,近几十年其质量明显提高,品种大大增加。由于活性炭原料来源广,生产工艺比较成熟,因此售价不是很高。根据生产活性炭的原料不同,可分为煤质活性炭和木质活性炭。活性炭可以做成粉状,也可以做成粒状。

活性炭是一种多孔性的固体材料,其表面有许多有机基团,可以吸附靠近其表面的杂质,尤其是有机物。活性炭在吸附有机物的同时,还可以将微生物固定在其表面上。被固定的微生物与被吸附的有机物紧密接触,其中一部分有机物可被微生物有效降解。国内有些自来水厂已采用活性炭对污染水进行深度处理。活性炭去除水中有机物的同时还可以去除异味及部分重金属离子(如汞离子、六价铬离子)。经活性炭处理后的水,因炭的粉末、微生物残骸等会产生浊度,需要进行过滤,若选用超滤膜,同时可以起到深度处理的作用。水厂对失效的活性炭可以进行再生,多次使用;净水器中用炭量少,如无再生条件,可以弃去,另换新炭。

116.怎样选择离子交换树脂?

离子交换树脂是20世纪30年代以后研发成功的一种重要水处理材料,它可以用来降低水的硬度、去除水中重金属离子和盐类。离子交换树脂按其结构特点可分为阳离子交换树脂和阴离子交换树脂。如果需要除去水中阳离子(如钙、镁、汞、镉、铅等),可以采用阳离子交换树脂;若需要除去阴离子(如氟离子、硝酸根离子等),则采用阴离子交换树脂;如果需要将阴、阳离子都除去(通常叫做脱盐),可以将阴、阳离子交换树脂搭配使用。

离子交换树脂是一种有机高分子化合物,它的分子中有一些可以和其他离子进行交换的带电基团。这些交换基团有的显酸性,有的显碱性。根据酸碱性强弱可细分为强酸性阳离子交换树脂、中酸性阳离子交换树脂和弱酸性阳离子交换树脂,以及强碱性阴离子交换树脂、弱碱性阴离子交换树脂。

由于离子交换树脂类型、型号较多,使用时要注意选择。如001×7代表强酸性苯乙烯阳离子交换树脂;201代

表强碱性季胺1型阴离子交换树脂。1979年，我国公布
了《离子交换树脂分类、命名及型号》(GB1631—79)的国
家标准，可以参照进行选用。离子交换树脂的性能主要
为交联度、含水量和交换容量。其中，交换容量的大小反
映了树脂中交换基团的多少。在小型净水器中尽量使用
交换容量较大的树脂，以免失效过快。离子交换树脂在
失效后可进行再生，因此可以反复使用。

117. 沸石是一种什么样的吸附介质？

沸石是一种矿石，具有多孔性的架状结构。除天然
矿石外，现在可以合成性能更好的人造沸石。沸石的骨
架为大分子阴离子，与其平衡的阳离子可以与其他阳离
子发生离子交换。一般在使用前先用3%的食盐水溶液进
行预处理，这样使其中可移动的阳离子尽可能多地交换
为钠离子，同时可以使沸石中的孔道通畅。这样处理过
的沸石可用来降低水的硬度和去除重金属离子。由于沸
石的特殊结构，它还可以通过吸附去除少量有机物。沸
石与离子交换树脂都可以交换水中的阳离子，活性炭可
以吸附水中有机物。重金属阳离子和有机物是水中的主
要污染物，所以实际水处理中常采用离子交换树脂和活
性炭组合的工艺。

118. 膜在水处理中的作用是什么？

膜是 20 世纪发展起来的重要水处理材料。膜分为无机膜和有机膜，目前应用最多的是有机高分子膜。给水中采用的高分子膜有反渗透膜、纳滤膜、超滤膜和微滤膜，这些膜有着不同的孔径和特性。微滤膜的孔径较大(0.1~10 微米)，可以截留大分子有机物、微粒和细菌。在纯水制备中可以用作终端过滤。饮用水生产中可以用来去除浊度和细菌。纳滤膜的孔径更小(1~5 纳米)，对它的研究较晚，20 世纪 80 年代才进入商品化阶段。纳滤膜的分离特性界于超滤膜和反渗透膜之间。由于纳滤膜的特殊孔结构，它可以在很低的压力下从水中脱盐，在水处理中很快得到了应用。纳滤膜可以部分去除水中的钾离子、钠离子、钙离子、镁离子、硫酸根离子、氯离子、硝酸根离子；它还可以去除分子量大于 200 的有机物。经纳滤膜处理后，水中还会保留一定的矿物质。

超滤膜的孔径(5~1000 纳米)小于微滤膜，因此可以除去水中更小的微粒，如病毒、胶体物、蛋白质及分子量大于 500 的其他物质。超滤膜常用于饮用水的预处理，它可以使后续处理单元更好地运行。反渗透膜的孔径很小 0.5~5 纳米)。使用反渗透膜时，需要施加一定压力(通常在5~10兆帕)。被污染的水与反渗透膜接触时，膜只容许水分子通过，其他无机离子、小分子有机物漏过去的很少。在水处理中反渗透膜一般用于纯水制备。由于反渗透水处理装置必须在加压的情况下运行，因此多用于集中供水的单位。

119. 饮用水为什么要合理添加消毒剂？

饮用水消毒一般为制水系统的最后单元。液氯是最常用的消毒剂，由于其副产物的"三致"作用，现已发展了多种新的消毒剂。

(1) 二氧化氯。二氧化氯是近30年推广应用的消毒剂，它的杀菌能力比氯强，具有高效、广谱、快速的优点。它产生的副产物少，不与酚类产生有怪味的氯酚，与氨不生成有毒的氯胺，与水中有机物不生成氯仿。但二氧化氯单独使用时会产生对人体有害的亚氯酸根离子和氯酸根离子。因此，为了降低成本，保证持续杀菌，采用二氧化氯和液氯的组合处理工艺也是一种有效处理方法。

(2) 臭氧。臭氧的杀菌能力大于液氯和二氧化氯，目前被广泛使用。一般情况下，臭氧消毒是安全的，但在某些特殊水质中，如有次溴酸根离子存在时，臭氧可以将其氧化为可能致癌的溴酸根离子。臭氧和二氧化氯类似，均不稳定,常在使用时制备;两者的生产成本都较高。

(3)紫外线。紫外线杀菌是一种物理杀菌方法。当紫外线照射流过的水时会杀灭水中的细菌。紫外线杀菌速度快、管理简单,一般没有副产物。

十、农村饮水污染源头的防治

120. 水源地布局对保障农村饮用水水源地安全有何重要意义?

在条件具备的地区,提倡打破行政区划限制和城乡二元结构,通过统一规划,选择优质水源,实现城乡区域供水,提高村镇供水的安全性;区域供水难以覆盖的村镇,要选择水质良好的水源,大力发展集中式供水,确保供水安全;区域供水、集中式供水均难以达到的农村分散式供水,要调整、优化供水水源地,压缩受污染的水源地数量,合理开发利用地下水,提高安全供水保障程度。在饮用水受到严重污染的紧急情况下,为保障人民群众的饮水安全,应选择备用水水源地,并按照水源地的要求,对备用水源地实施保护。

121. 为什么要划定保障饮水安全保护区?

为保障饮水安全,应根据水源类型划定保护区。保护的内容，不仅水源地的水质要达到饮用水水源地一级保护区、二级保护区水质标准要求，而且要保护水源地的水量，防止水源枯竭。

122. 为什么要确定水源地的限制排污总量？

《中华人民共和国水法》规定，应根据水功能区划确定的水域功能对水质的要求和水体的自然净化能力，核定水域纳污能力。按照水域纳污能力与现实排污状况，确定限制排污总量。确定饮水水源地限制排污总量，是对水源地实行有效管理的重要手段之一。为确保饮用水源地水质安全，在确定水源地限制排污总量时，应以其纳污能力和现状面源污染入河量中的小值作为限制排污总量。

123. 如何对水源地污染进行综合治理？

为确保水源地的供水安全，要对威胁水源地水质安全的污染源进行污染物削减和治理。

(1)关闭水源地保护范围内的排污口。在水源地设置排污口不仅影响生活用水安全，也对水生生物形成威胁。为确保取水水质，应禁止在饮用水水源地设置排污口。

(2)对威胁到水源地水质安全的污染源进行污染物削减和治理，并对水源地内源污染如底泥、渔业养殖等进行整治。

(3)在饮用水源保护范围内不得布设港口、码头,并对流动污染进行整治,如船舶的残油、废油、污水、货物残渣以及生活垃圾等污染物,必须按规定集中送至接收设施或委托船舶污染物接收单位接收。

(4)在饮用水水源地附近禁止发展高污染工业。对现有工业要积极推进循环经济,加快推行清洁生产,减少污染物与废水排放量。

(5)对水源地进行生态修复。采取植树造林等措施,提高保护区的生态安全保障。以水库为饮用水的水源地,禁止工业废水、生活污水和畜禽养殖污水排入水库;保护区内禁止从事污染水源的各种生产经营活动和度假、旅游活动,禁止人工养殖、捕捞;水库周边村镇通过生态农业建设、推广病虫害生物防治、减少化肥施用量、水土流失治理等控制面源污染。以地下水为饮用水的水源地,在一级保护区内禁止污水灌溉和使用化肥、农药,严格防止采用渗井、渗坑向地下排污。

124. 怎样加强水源保护区的管理?

根据《饮用水水源保护区污染防治管理规定》实行分级防护,限期治理工业、生活污染源,消除保护区内各类污染源。加强水源地水质监测和动态跟踪，除常规监测项目外，适当增加水体沉积物、水生生物、鱼体残毒等类型的特定监测项目，更全面地监控饮用水水源地水环境状况。在监测过程中，一旦发现污染物排放量超过确定的水源地限制排污总量，应当及时采取治理措施。建立水质自动监测系统，在水源地设立水质自动监测站，实现水质在线适时自动监测和过程监控，及时掌握断面水质状况，进一步确保饮用水水源地水质安全。建立突发性污染事故的预警预报系统和突发事件应急机制，保障人民群众的饮水安全。

125. 怎样加强污染点源的防治？

(1)宏观性控制。农村工业的发展必须量水环境容量而行，要正确处理好经济发展与合理利用水资源、保护水环境的关系；要转变经济发展方式，加快构建资源节约型农村工业经济体系，严格控制排污总量。

(2)清洁生产与污染物的末端控制。从源头控制工业污染是最根本的措施。源头控制主要是实施清洁生产。要运用高新技术和环保技术对传统乡镇企业进行改造，按照清洁生产要求，努力做到废物减量化、资源化和无害化。

(3)管理性控制。要严格执行环境影响评价制度与"三同时"制度,全面推行取水与排污许可证制度。

126.怎样加强水土流失污染的防治?

水土流失污染控制主要解决因水土流失引起的氮、磷污染。为控制水土流失带来的污染,应针对不同情况,采取坡耕地改造、人工造林、封山育林和农耕地改造等治理方式,通过工程措施、林草植被措施和农业技术措施的有机结合,使现有的水土流失区生态环境明显改善。此外,要坚决制止人为进一步破坏,保护现有植被,并遵循自然规律,充分发挥生态的自我修复能力,实现山青水碧。

为做好水土流失污染控制,要进一步建立比较完善的水土流失预防保护、监督监测体,并严格执行开发建设项目水土保持申报审批制度和"三同时"制度,加强重点项目建设和管理,最大限度地减少人为造成新的水土流失和生态环境破坏。

127.怎样加强对农田径流污染的防治?

由于缺少严格的控制措施,目前过度施用化肥、农药相当普遍,合理施用化肥是对农田径流污染进行源头控制的一个重要手段。

(1)控制施肥量。要充分利用测土配方施肥技术,根据不同农作物的需肥规律和耕地养分的丰缺状况等因素来合理确定各种肥料的配比和肥料用量。实施测土配方技术还要加强对农民群众的宣传,大力开展技术培训和技术传播,提高广大农民群众科学施肥水平。

(2)改善施肥方法和施肥时间。采用深施或混施,不仅能减少氨挥发和流失,也可减少反硝化损失,从而减少施肥对环境的影响。掌握好施肥时间,提高肥料利用率,减少损失率。

(3)采用水肥综合管理。适宜的水肥综合管理可以减少氮肥损失,提高氮肥的利用率。在水稻田中,以水带氮,让灌溉水(或降雨)将表施的氮肥带入土层中;在旱田中撒施氮肥后随即灌水。这两种方法均可提高氮肥增产效果,减少氮素损失。

(4)提高灌溉排水质量。开展平整土地,修复农田灌排渠系,提高农田排水、灌溉质量,减少水土流失,提高化肥利用率。

(5)鼓励施用有机肥。施用有机肥料是农业生产的优良传统,应鼓励使用有机肥,做到有机肥与无机肥施用相结合。通过优化施肥结构,减少不合理的化肥使用量。

(6)发展无公害农产品。

(7)采用高效、长效、低残留的化肥、农药产品;采用免耕和其他农田保护技术,建立环境友好的农业技术体系。

128. 怎样加强畜禽养殖污染的防治?

解决规模化养殖场的污染控制,应从源头控制、中间处理、污染物出路等方面系统、综合考虑。

(1)源头控制。要根据当地粪污消纳能力及粪污处理水平,控制养殖规模,做到就地消纳养殖场产生的粪便和污水。从保护环境和节约用水出发,应改变水冲清粪方式,改用用水量少的干清粪工艺。该工艺不仅可以减少污染物的排放总量,降低污水中的污染物浓度,同时可使固体粪污的肥效得以最大限度的保存和便于处理利用。

(2)畜禽粪便资源化利用。畜禽粪便是一种有价值的资源,它包含农作物所必需的氮、磷、钾等多种营养成分。利用粪便生产有机肥,不仅可以减轻畜禽粪便对环境的污染,还可肥田,防止土壤板结,可获得环境和经济双重效益。

(3)粪污处理。污水处理要结合当地条件,尽量减少投资和节约能源。可利用养殖场附近废弃的沟塘,采用自然生物处理法,但要避免二次污染。固体粪污的处理,在大量用肥季节通过分散堆肥处理直接还田,而在用肥淡季，采用好氧集中堆肥发酵干燥的方法制作优质复合肥供农户使用。在具备沼气建设条件的村庄，以单户或多户为单元建造沼气池，利用人畜粪便、生活垃圾、秸秆等废料产生沼气、沼液和沼渣，作为燃料、饲料和肥料。但沼气池发酵后的污水，应再进行好氧处理后才能达到国家规定的污水综合排放二级标准。

129. 怎样加强农村生活污水污染的防治？

农村生活污水处理，应结合当地情况，采取可行的处理方式。与城区、小城镇临近的村庄，生活污水可以通过建造污水管网收集，就近由城镇污水处理厂集中处理后排放或回用；目前城市和工业污水处理大多采用以活性污泥为代表的生活污水处理技术，按目前农村经济水平难以普及。农村污水宜就地分散处理，可结合当地情况采用无动力或微动力自然生物处理等技术，如土地处理系统、湿地处理系统、稳定塘系统以及由稳定塘、湿地组合的组合系统；在1000人以上的村庄，视具体条件，可选择小型一体化处理设备，对生活污水进行处理。

130. 怎样加强村镇地表径流污染的防治？

地表污染物在农村主要是生活垃圾。村镇应建垃圾池或垃圾桶，设置生活垃圾收集点、垃圾车和中转站，采用"组保洁、村收集、镇转运、县处理"模式,实现垃圾无害化处理。地表径流污染防治,还要加强环境管理,包括建设项目施工过程的环境管理、垃圾的管理、运输车辆的管理以及动物粪便的管理等;随着农村经济的发展,机动车辆不断增加,废气排放问题日益突出,应加大清扫频率,提高控制污染的效果;道路两侧的植被不仅美化环境,也起到了减少地表径流速度,提高固体物沉降效率,过滤悬浮固体,增加土壤渗透性能的作用。

131. 为什么要注意河道、水库、池塘生态的修复?

(1)河道生态修复。

目前,河道生态系统退化与服务功能下降非常普遍也十分严重,影响供水水质,威胁居民健康。河道生态修复要从安全、生态、经济和社会效应等多方面来考虑,既要恢复河道的生态功能,又能够满足人类的需要。河道生态修复包括引水稀释、底泥疏浚、河道缓冲带和生态驳岸建设等。

引水稀释,既可以引入清水量稀释河水,降低污染物浓度,也可以调活水体,增大流速,提高河水的复氧、自净能力,加快污染物的降解,从而达到改善水质的目的。底泥疏浚是清除河道底泥沉积层,降低底泥中的氮、磷和有毒有害物质,使河道水质得到改善,同时也提高了河道的过水能力和挟沙能力。疏浚后的底泥要进行处理,以清除对水体的再次危害。河水—陆地交界处的两边是河流的缓冲区,是许多动植物生存的地带。为保护河流生态系统的结构和功能,河道缓冲区要有一定的宽度,以便拦截泥沙和污染物。缓冲区植被主要是土生乔木、灌木以及草本植物。河流生态系统的恢复主要采取降低边坡、稳定堤岸以及恢复植被等措施。在河流水质得到改善后,通过自然恢复、人工强化等措施,逐步实现河流生态系统的生物群落恢复。河岸硬化隔断了水与陆地的自然交接,对水生动植物特别是两栖类、爬行类动物的生存产生了致命的影响。对于硬质驳岸,可改造成具有可渗透性的半生态驳岸,即在半坡以上高度保留适宜的软质绿化用地,以保证河岸生态空间。对于较小的河道,边坡两侧应以植被驳岸为主。通过河道整治与河岸生态修复,使河岸变绿、河水变清,达到人水和谐,成为人们游憩的好去处。

(2)水库、池塘生态修复。

近年来农村水库(湖泊)、池塘等水体受到污染,水质不断恶化,生态系统退化,因此对被污染的水库、池塘生态系统修复非常必要。水库、池塘的修复主要是通过外源污染控制、底泥疏浚、引水稀释、除藻、水生植被恢复以及改变水体鱼类和底栖动物群落结构等方法,降低氮、磷等营养盐含量,提高水生动植物的种类和数量,恢复其生态服务功能,改善水质,并使生态系统达到自我维持的平衡状态。

132. 农村饮水工程主要设备有哪些?

饮水工程、水源保护工程、水质监测体系的建设的主要设备需求为:

(1) 管材。仅以未来两年内要解决 2400 万人的饮水安全问题考虑,按人均 10 米的指标来计算(人均需要的管道长度一般为 8~15 米,人口分散地区的需要量可能大一些),需要的管道长度非常可观。因此,饮用水输水管材的生产企业需要为解决饮水安全问题提供大量合格管材。

(2)净化设备。全国有 7 万个乡镇,仅按一个乡镇一处集中供水工程计算,就需要至少 7 万套净化设备。

(3)水处理设备。无论是地下水源,还是地表水源的供水厂,均需要水处理设备。主要原因是随着国家饮用水标准的提高,加上目前水污染的不断加剧,原有的一体化水处理设备已不能满足要求,急需研究和生产既满足要求,又成本低廉的水处理技术和设备。

(4)消毒设备。从现有供水工程的情况来看,绝大多数都没有配备消毒设备。所以这类设备的市场空间更大。因为目前的消毒设备均存在很大的缺陷,而且不适合农村供水厂使用。现在最通行的是次氯酸钠和二氧化氯消毒,人们普遍认为二氧化氯的消毒效果非常好,但实际上大量使用会严重危害人体健康,因此采用二氧化氯消毒一定要慎重。

(5)适宜农村供水的水质监测设备。水质监测是确保饮水安全的重要手段,也是供水管理的重要环节。目前,除了县级以上的水厂外,其他水厂很少配有水质监测设备。既适宜农村供水又符合国家标准的农村水质监测设备极少。这方面不仅市场大,而且急需。

十一、农村高氟水的危害和农民饮水户协会

133. 什么是高氟水?

氟含量大于 1.0 毫克/升的水就是高氟水。

134. 氟中毒有哪些表现?

氟中毒是一种全身性疾病,主要表现在牙齿和骨骼上。氟对牙齿的损害表现为氟斑牙,俗称"黄牙"。氟对

骨骼的损害主要表现为腰腿及全身麻木、疼痛、骨关节变形,出现弯腰驼背,发生功能障碍乃至瘫痪,丧失劳动能力或生活不能自理,医学上称为氟骨症。氟中毒还表现为神经系统、肾脏、内分泌、肌肉等损害。氟中毒病人常见的症状有头痛、头昏、困倦无力、萎靡不振、记忆力减退、食欲不振、四肢关节疼痛、晨起加重、活动后缓解、四肢麻木、蚁走感、失眠等。氟中毒不仅给病人带来精神和肉体上的痛苦,而且给家庭和社会带来沉重的经济负担。

135. 饮用不含氟的水好吗?

适量氟(0.5~1.0毫克/升)能使牙形成坚硬质密的表面保护层,有防龋作用。缺氟则易发生龋齿。水中完全没有氟也不利于人体健康。

136. 高氟水中,氟含量越高对人体的危害越大吗?

氟含量1.1~2.0毫克/升,氟斑牙发病率在30%,有少量氟骨症,为轻病区;氟含量2.1~4.0毫克/升,氟斑牙发病率在80%,有一定量氟骨症,为中等病区;氟含量4.1毫克/升以上,氟斑牙发病率>90%,有较多氟骨症,为重病区。所以水中的氟含量越高,对人体的危害性越大。氟中毒病人的治疗目前无论国内还是国外都无特效疗法。

因此,消除氟中毒的根本还是改变高氟水源和理化除氟,切断人体过高摄入氟的途径,改水降氟。

137. 长期饮用高氟水可影响儿童智力和生长发育吗?

山西省地方病防治研究所的研究成果表明,长期饮用高氟水、高砷水对儿童的智力和生长发育将产生不良影响,其中以高砷对儿童智力的影响更为明显。

138. 轻病区的患病人数较少,症状较轻,是不是就可以不改水降氟了?

轻病区也是病区,虽说是30%的发病率,但具体到每个患者就是100%了。况且病区内的人,谁都有可能患病。所以,只要是病区的人,大家都要统一认识,放弃侥幸心理,共同努力,为了我们自己,为了我们的下一代健康、聪明、美丽,把改水降氟工程放在首位,建设好,管理好。

139. 饮用水是不是高氟水凭口感能判断出来吗?

只要通过县级以上的卫生防疫部门或有资质的水质化验部门将饮用水做一次化验便可知。凭口感是判断不出来的,甚至还会把高氟水误当成"优质甜水"饮用。

140. 中央和有关省市对解决群众饮用高氟水问题有何政策？

对解决群众饮用高氟水的问题，中央领导非常重视。胡锦涛总书记于 2003 年 7 月对农村饮水安全工作作出重要批示："无论有多大困难，都要想办法解决群众的饮水问题，绝不能让群众再喝高氟水。"2006 年 3 月，温家宝总理在山西省农村视察时指出："要把高氟区改水作为一项重要工作来抓，决不能让群众喝危害身体健康的水。"中央和有关省市都拿出一定数额的资金，重点解决高氟水问题。

141. 高氟水是如何形成的？

氟是一种活泼元素，广泛分布于地壳岩石中，易溶于水，以浅层埋藏为主。高氟水的形成有五个自然地理环境特点：一是有高氟岩层的地下水补给区；二是有利于氟积累的低洼地形；三是有吸氟的粘土地层；四是有不利于地下水排泄的水文地质条件；五是有利于水体中氟浓缩的干燥气候。例如，山西省大同、忻定、太原、临汾、运城等盆地由于封闭和半封闭的地形特点，致使流经盆地的河流水流滞缓，再加上干旱少雨的气候特点极易使浅层水中氟离子富集，最终导致这些盆地内地下水中氟含量严重超标。

142. 解决高氟水的措施有哪些？

解决高氟水的措施主要有两种。一是用达标水源替代高氟水源。一般是异地取水远距离调水，通过集中供水工程把水送往千家万户。这种办法，水源相对可靠，利于运行管理。二是设施净化处理。即通过水处理设备对现有水源进行氟吸附处理使其达到饮用水标准。这种办法适用于单村供水。

143. 国家对改水降氟工程主要补助在哪些方面？

改水降氟就是我省正在实施的农村饮水安全工程的一部分，国家给予部分补助。补助多少要根据解决人口多少和工程的难易程度确定。一般来说，水源工程、供水主管道的材料费主要用国家补助资金；支管道和入户部分由群众自筹资金解决，另外管沟开挖回填等由群众投劳解决。

144. 改水降氟工程是否需要受益村民筹资？

农村饮水项目所需资金，由中央、地方和受益群众共同负担。工程投资确定后，除国家补助部分外，其余部分必须由村民自筹。自筹一事将通过"一事一议"的办法由群众自主决定。如果大家不同意出资，那么该村的工程就不能实施,以后只能自行想办法解决。

145. 受益群众能否参与工程的管理?

农村饮水工程鼓励受益群众民主协商组织起来全过程参与工程建设管理,这种组织叫农民用水户协会。其职责是以服务用水户为己任,谋求工程发挥最大效益,调解农户之间、协调农户与水管单位之间的用水矛盾,参与资金筹集、水价核定、工程管理责任主体确定等。

146. 为什么要成立农民饮水户协会?

农村饮水工程是国家补助和乡村受益群众自筹资金建设的供农民自己饮水的公共设施,全体饮水户是建设和管理的主体。成立农民饮水户协会,由农民饮水户协会组织全体饮水户全过程参与建设管理是发挥农民互助合作、自主管理饮水工程的一种好形式,是农村饮水工程建管体制、民主监督和合理收费的用水机制的完善,能较好地体现建管主体和减轻饮水户负担,有效化解饮水户之间、饮水户和供水管理单位之间的矛盾。

147. 农民饮水户协会与农民用水户协会的共同点和区别?

农民饮水户协会与农民用水户协会都是由农村受益群众以互助合作的形式自愿建立的群众性水利工程管理

组织。农民用水户协会管理的对象是灌溉工程；农民饮水户协会管理的对象是饮水工程，二者的组成人群有较大不同。

农民饮水户协会的基本原则是宏观调控，引导扶持；自主决策、积极参与；产权明晰，主体到位；积极稳妥，注重实效；因地制宜，分类指导；总结经验，逐步推广。

148. 农民饮水户协会的任务和职责是什么？

农民饮水户协会的任务是建设和管理好所拥有的饮水工程，为饮水户提供公平、优质、高效的供水服务。其职责以服务协会内饮水户为己任，组织饮水户建设、改造和维护其管理的工程，确保其管理的工程设施发挥最大效益。供水工程为集中联片供水工程时，协会除管理其辖区内的工程外，还需与供水管理单位签订供用水合同，协调饮水户之间、饮水户与供水管理单位之间的矛盾，向饮水户收取水费并按合同上缴供水管理单位。

149. 农民饮水户协会如何组建？

一是广泛宣传发动，组织培训。有关单位要向农民广泛宣传农民饮水户协会的作用和对农民的好处，解答疑问，接受咨询。二是合理确定农民饮水户协会的管理区域。农民饮水户协会管理的区域一般是行政村区划范围,也可以根据具体情况扩大或缩小,由地方政府、村民委员会、水管单位以及农民饮水户代表协商确定。三是组建机构。对饮水户情况进行调查和登记,划分饮水小组,选举饮水户代表,推选执委会候选人,召开饮水户成员大会,选举执委会成员和正副主席。四是建章立制。在执委会的组织带领下,制订协会章程以及供水管理、工程维护、水费收缴、财务管理等规章制度和办法,明确各岗位的权利、责任、义务。协会章程要经过全体饮水户协会会员大会通过。规章制度和岗位责任要经过协会代表大会民主讨论,最后表决通过。五是登记。农民饮水户协会由县级人民政府民政部门登记管理,业务主管单位为县级人民政府水行政主管部门。

150. 农民饮水户协会如何运作?

(1)划分饮水小组,选举代表。农民饮水户协会一般5~10户为一个小组,由小组召开本小组全体会员大会,选举产生1名代表参加农民饮水户协会代表大会,负责与协会的协调和日常上传下达工作。

(2)召开会员大会。农民饮水户会员大会是协会最高权力机构,职权主要有:选举和罢免执委会成员以及正副主席,审议和修改协会章程,审查协会财务预、决算。

会员大会原则上每年召开一次。

（3）召开代表会议。农民饮水户代表会议是决定协会日常重要事务的会议,职权主要有:审查和通过协会各项制度与计划,听取执委会的工作汇报。代表会议每年至少召开两次。

（4）执委会。执委会是饮水户会员大会的执行机构,负责协会日常工作的开展,如饮水管理、工程维修、协调水事纠纷等。执委会由用水户会员大会选举产生,并对大会负责。执委会一般由正、副主席及若干名委员组成,并进行合理的分工。

（5）换届。代表选举和执委会换届每4年进行一次。如遇特殊情况,需变更执委会,2/3以上代表通过方可召开会员大会,确定变更事宜。

151. 农村水价由谁来定?

农村饮水工程水价一般实行成本水价。成本主要包括管理费、动力费、水资源费、大修费、折旧费等。供水单位通过成本核算制定出工程初步水价,经县级水行政主管部门审核,并召开听证会,报县级物价部门批准后执行。

152. 农村供水如何计量?

与城市一样,要求通过水表计量,按量收费。为了防止低流量逃费,维持工程正常运转,现在很多供水单位都实行了基本水量,就是规定用户的最低用水量,用户实际用水量超过基本水量的,按实际用水量征收水费;用户实际用水量不到基本水量的,按基本用水量征收水费。

153. 农村饮水工程如何管理?

农村饮水工程根据形式的不同采取不同的管理方式,但都要落实管理责任。对于以区域或乡镇建设的集中供水工程,组建专门管理机构,实行专业化分级管理;对于以村修建的小型提引水工程,可采取拍卖经营权、租赁或承包的办法,但不管哪一种办法,都必须通过公开竞争来确定责任人。必须公开,每个村都要设立饮水工程水费明白栏,公示工程水价、管理办法、用水情况、收支情况等,让群众喝上明白水。

十二、农村生活污水处理技术

154. 国外农村生活污水处理技术如何?

污水处理最高的目标是实现资源消耗减量化(Reduce)、产品价值再利用(Reuse)和废弃物质再循环(Recycle),水资源的利用要实现从"供水—用水—排水"的单向线性水资源代谢系统向"供水—用水—排水—污水回用"的闭环式水资源循环系统过渡。对于农村的分散生活污水,工艺简单、处理效果有保证、运行维护简便的分散型污水处理系统(Decentralized Sanitation and Reuse,DESAR)是一种具有最佳综合效益的选择,它包含污水处理和资源化利用双重意义,强调分质就地处理和尽可能回收营养物质。

国外一些国家在农村分散生活污水处理技术的研究和应用方面,积累了许多经验,值得学习和借鉴。

155. 什么是澳大利亚"FILTER"污水处理及再利用系统?

该系统利用污水灌溉达到污水处理的目的,能有效实现污染物去除和污水减量的双重目标,既可满足作物对水分与养分的需求,又可降低污水中的氮、磷、钾含量,避免污水直接排入水体后,导致水体富营养化。该系统对总磷(TP)、总氮(TN)、生物耗氧量(BOD5)和化学耗氧量(CODCr)的去除率分别能达到97%~99%、82%~86%、93%和75%~86%。

156. 什么是生物膜技术?

生物膜法是分散生活污水处理主要应用的一种人工处理技术,包括厌氧和好氧生物膜两种。厌氧或好氧微生物附着在载体表面,形成生物膜来吸附、降解污水中的污染物,达到净化目的。该方法设备简单,运行成本较低,处理效率高。反应器一般由填料(载体)、布水装置和排水系统三部分组成,采用的填料有无机类(陶粒、矿渣、活性炭等)和有机类(PVC、PP、塑料、纤维等)。目前,新型的生物膜反应器和固定化微生物技术也得到了广泛的研究。

157. 什么是一体化集成装置处理技术?

发展集预处理、二级处理和深度处理于一体的中小型污水处理一体化装置,是国内外污水分散处理发展的一种趋势。日本研究的一体化装置主要采用厌氧—好氧—二沉池组合工艺,兼具降解有机物和脱氮的功能,其出水 $BOD5 < 20$ 毫克/升、$TN < 20$ 毫克/升,近年来开发的膜处理技术,可对 BOD 和 TN 进行深度处理。欧洲许多国家开发了以SBR、移动床生物膜反应器、生物转盘和滴滤池技术为主,结合化学除磷的小型污水处理集成装置。

158. 什么是厌氧沼气池处理技术?

在我国农村生活污水处理的实践中,最通用、节俭、能够体现环境效益与社会效益结合的生活污水处理方式是厌氧沼气池。它将污水处理与其合理利用有机结合,实现了污水的资源化。污水中的大部分有机物经厌氧发酵后产生沼气,发酵后的污水被去除了大部分有机物,达到净化目的;产生的沼气可作为浴室和家庭用炊能源;厌氧发酵处理后的污水可用作浇灌用水和观赏用水。在农村有大量可以成为沼气利用的原材料,如农作物秸秆和人畜粪便等。研究表明,农作物秸秆通过沼气发酵可以使其能量利用效率比直接燃烧提高 4~5 倍;沼液、沼渣作饲料可以使其营养物质和能量的利用率增加 20%;通过厌氧发酵过的粪便(沼液、沼渣),碳、磷、钾的营养成分没有损失,且转化为可直接利用的活性态养分——农田施用沼肥,可替代部分化肥。沼气池工艺简单,成本低(一户需费用 1000 元左右),运行费用基本为零,适合于农民家庭采用。而且,结合农村改厨、改厕和改圈,可将猪舍污水和生活污水在沼气池中进行厌氧发酵后作为农田肥料,沼液经管网收集后,集中净化,出水水质达到国家标准后排放。

沼气池处理技术已在我国一些地方得到了有效推广和使用。浙江全省有 352 个村实施了生活净化沼气工程,累计建成沼气池 83.3 万立方米,年处理生活污水 8170 万吨,年产沼气 4295 万立方米,年可替代标准煤近 3 万。四川省结合新农村建设,开展"乡村清洁工程",以户或联户为单元,建设沼气池和生活污水厌氧净化池,有效解决人畜粪便、生活污水、垃圾污染等农村环境难题,出现家园清洁和村容整洁的新面貌。

159. 什么是稳定塘处理技术?

在我国,特别是在缺水干旱地区,稳定塘是实施污水资源化利用的有效方法,近年来成为我国着力推广的一项技术。与传统的二级生物处理技术相比,高效藻类塘具有很多独特的性质,对于土地资源相对丰富,但技术水平相对落后的农村地区来说,是一种较具推广价值的污水处理技术。

160. 什么是人工湿地处理技术?

目前,北京、深圳等城市都采用了这一技术处理生活污水。云南省澄江县抚仙湖边的马料河湿地工程于2003年10月建成运行,每天可净化污水4万多立方米,净化后的水质优于地表水三类标准。有关研究表明,在进水污染物浓度较低的条件下,人工湿地对 BOD5 的去除率可达 85%~95%,对 CODCr 的去除率可达 80%以上,对磷和氮的去除率分别可达到 90%和 60%。

161. 什么是土壤渗滤技术？

地下土壤渗滤法在我国日益受到重视。中科院沈阳应用生态所"八五"、"九五"期间的研究表明,在我国北方寒冷地区利用地下土壤渗滤法处理生活污水是可行的,且出水能够作为中水回用;1992 年北京市环境保护科学研究院对地下土壤毛管渗滤法处理生活污水的净化效果和绿地利用进行了研究;清华大学在 2000 年国家科技部重大专项中,首先在农村地区推广应用地下土壤渗滤系统,取得了良好效果:对生活污水中的有机物和氮、磷等均具有较高的去除率和稳定性,$CODCr$、$BOD5$、$NH3-N$ 和 TP 的去除率分别大于 80%、90%、90% 和 98%。除此以外,浙江、广东、天津和江苏等地还分别在无动力、地埋式厌氧处理系统、雨污分离管网输送集中处理和生物投菌治理污水等技术方式应用方面进行了探索与尝试,也都取得了一定的进展。

十三、农村饮水水源井滤料的施工

162. 凿井滤料施工的关键是什么？

建设合格取水构筑物水源井,决定取水井水量水质的关键点在于滤料的施工。凿井滤料施工不当直接影响成井质量,轻则出水量小,水质混浊,影响群众饮用,重则废井,使整个饮水工程瘫痪。因而,科学地进行滤料施工成了整个工程成败的关键环节。

163. 怎样进行电测物探选择合格水源地?

进行凿井钻孔时做好土层记录,记录钻进地层是成孔过程中重要的工作之一。记录地层应认真详细,在做记录时,还应取样以供研究,根据记录和取样,绘制成井地质柱状图,为下管及投放滤料提供准确的依据。

164. 怎样选择滤料粒径?

滤料是用不同粒径的砂或砾石填在滤水管周围起着滤水拦砂的作用。滤料颗粒之间存在着一定空隙,空隙的大小大约是滤料粒径的 $1/7 \sim 1/10$。含水砂层的砂子粒径小于滤料的空隙就可能从滤料空隙中进入井内。如果砂子粒径等于或稍小于滤料空隙,就有可能在滤料空隙处形成拱桥状,同滤料共同形成水层,增大拦砂能力,如果含水层的砂粒径大于滤料间空隙,那就会被滤料拦住,在滤料外围形成滤水层,逐步形成滤水屏障,构成滤水拦砂体系,起到很好的过滤作用。滤料和含水层砂子粒径存在着一定的对应关系,我们在选择滤料时必须遵循这个规律。

工程上，常采用根据渗透系数和含水砂层的粒径选择滤料粒径。滤料粒径越大，渗透系数也越大。滤料的渗透系数必须大于含水层的渗透系数，机井才不会发生涌砂现象。通常，取含水层渗透系数的2~2.5倍作为选滤料的渗透系数。根据含水砂层的粒径选择滤料粒径也是比较可靠的办法。通过作颗粒分析确定滤料粒径。滤料应根据含水层分段选取，滤料要有足够的机械强度和一定的化学稳定性及良好的浑圆度。

165. 滤料的清洗与筛选怎样进行？

对不干净的滤料要注意清洗筛选，以免其中泥沙或强度差的山皮混入，影响成井质量。对于含泥量较大的滤料，要先用清水冲洗干净。对于山皮，要禁止使用。

166. 滤料填充投放应该注意哪些事项？

投放滤料方法不当将达不到预期效果。滤料选择应尽量选用均质滤料。由于非均质滤料粒径悬殊，导致大小颗粒沉降速度不同，产生离析现象，从而降低了滤水拉沙作用。为避免离析现象，投放滤料要均匀连续，不可忽快忽慢，时投时停。投料速度不能过快，过快容易发生堵塞棚架现象，滤料填充不实。投料速度也不宜过慢，过慢会加大下层离析段。一般应按8~10分投放1米为宜。严禁自卸农用车直接将滤料下入井孔。这样会严重导致滤料投放不均匀，也可能撞击井管，导致井管位移偏心靠帮，致使井管四周间隙不匀，影响滤料厚度，最终导致滤水拦砂能力变差。

对于填滤料厚度，一般不小于15厘米,填滤料的高度底部超过滤水段下端2米,上部超过滤水段上端8米,以防洗井或抽水时滤料因不均匀或井管外围砂层坍方下沉,致使滤水管外边无滤料产生涌沙现象使水变浑。

167. 饮水井与灌溉井选料和施工有何区别？

一般灌溉井对水浑浊度不太讲究，即使有少量涌沙现象也不妨碍正常使用。而饮用水井对涌沙现象和水质要求很严。对涌沙现象有严格限制。因此，在滤料选择上要注意。饮水井管外壁一般都缠有滤布。成井饮用井洗井要一步到位,洗井要适时,以防止泥浆粘壁过久清洗不掉影响出水量。有条件的可采用活塞抽压洗井,打通水路,保证水量。

十四、气压式供水设备在农村供水工程中的应用

168. 气压式供水设备构造及工作原理是什么？

气压式供水装置由气压罐、水泵、电控柜、压力控制

器、安全阀、压力表、止回阀、闸阀及管道等组成一个完善自动给水装置。当水泵启动后,通过补气罐及进气阀同时向罐内补气补水,随着水位的不断增高,罐内的气体体积不断浓缩;压力不断增高,当压力达到设定最高压力时,通过压力传感操纵水泵关闭。在水泵停止运转的时间里,由于被挤压的空气具有膨胀力,挤压罐内的水具有一定压力而不断送至用户使用。随着水的流出,罐内水的体积减少,空气的体积增大,即罐内压力逐渐降低,当罐内压力降到设定的最低压力时,通过压力传感操纵水泵启动,这样往返不断的停止启动至使管内达到理想的供水效果。

169. 水泵及电气设备和输配水管网怎样配置?

假设水源井井深 170 米,安装 200QJ20-121/9 型水泵 1 台,根据抽水运行情况可知,静水位 60 米,动水位 80 米,涌水量 20 立方米/小时以上。由以上计算可知:罐内平均压力时水泵的出水量为 20.23 立方米/小时,因此,选择水泵出水流量为 20 立方米/小时。水泵出水管口径选择 DN65,水泵安装深度 125 米,井到气压罐距离 5 米,出水管总长度 130 米,局部水头损失按沿程水头损失的 10% 计算,查钢管水力计算表知出水管水头损失为 14.98 米,气压罐最低工作水头 20 米,机井动水位 80 米,则设计扬程 H=80+14.98+20=114.98 米。水源井水泵型号 200QJ20－121/9,额定流量 20 立方米/小时,扬程 121 米,电机功率 13 千瓦,水泵流量、扬程符合设计要求。气压罐安装在机井旁,井旁新建气压罐设备房 1 间,平面尺寸 3.6 米×5.0 米,层高 3.8 米,砖混结构。输配水管网:输配水管网根据实际地形,按测量长度、居民居住点分布状况呈树枝状布设。

170. 实际安装应注意哪些事项?

(1)压力容器安装须严格按有关操作程序,在试运行前,应关闭供水阀,检查各密封阀情况,各个接口须严密不漏气。设备在选定场所后,要处理好地基,在用混凝土浇筑或砖石砌筑罐体支撑座。

(2)对供水要求较高的地方,应并联安装两台工作泵,一台使用,一台备用。

(3)压力控制器、液位计、排气阀应尽可能安装在靠近工作泵一侧,以便操作。

(4)设备安装应通风良好、灰尘少、不潮湿的场地。设备四周应留 70 厘米空间,入孔处应保留 1.5 米空间,四周设排水沟,在室外应设防雨、防雷措施。

（5）电器自动控制系统,应防水、防尘,经常检查线路绝缘情况,连接螺栓是否松动和保险丝完好等情况。压力表外部最好用透明材料包裹,以防损坏。

171. 气压式供水装置在供水工程中有哪些运营优势?

（1）可取代水塔、高位水箱,结构上有利于抗震减灾和建筑美观。

（2）相对于老式供水系统而言占地面积小、成套设备投资少、安装快,比建造水塔节约投资50%,大大降低建筑造价;且进一步减少水费成本20%左右,从而降低水价,直接减轻农民负担。

（3）压力罐是全封闭形式,直接与泵管连接,水与外界空气不直接接触,保证了水质不受污染,达到了安全供水的目的。

（4）操作简单、维修方便、自动启闭水泵,自动补气增压、不需专人管理,停电不停水。

（5）另外,通过对此项工程进行实际国民经济盈利能力分析,我们发现,当运行期确定为24年,折现系数为12%时,经济内部收益率为18%,且财务折现系数取6%时,内部收益率达9%左右,可见该项目无论从国民经济评价，还是财务评价来看，都具有实际可操作性，它不仅降低了运行费和管理费，而且大大提高了工程运行效益并减轻农民水费支出。

　　（6）实践证明气压供水设备具有加压能力强、操作简单、投资少、无污染、使用方便等特点，是取代水塔、高位水箱的理想设备，具有很好的推广价值。

附录1：农村安全饮水工程消毒模式的选择

由于近年来有关消毒副产物的报道增多和人们对水质标准的要求提高，在工程前期，结合北京市通州区的水质和不同供水方式的特点，对农村安全饮水工程采取何种消毒模式进行了深入研究和探讨，并在实施过程中，总结出不同消毒模式在使用过程中应注意的问题，为下一步农村饮水消毒模式的选择提出参考意见。

1. 通州区水质情况。

通州区农村饮用水水源开采主要为北京平原区冲洪积扇下部第四系开采层，开采层为多层含水层，是通州区90年代以来地下水的主要开采层。根据2004年的水质普查结果，第四系开采层的地下水体受有机污染较为严重，氨氮、大肠菌群超标范围广，氨氮指标超过V类水，大肠菌群指标超过IV类水，个别地区pH值在8.5~9.0之间，超出III类水标准。

2. 不同供水方式的特点。

通州区农村安全饮水工程通过现有水厂扩户、新建联村供水厂、单村供水三种方式解决农村饮水水质超标问题，每种供水方式都安装消毒设备。

（1）现有水厂扩户。有些农村现有集中供水厂日供水量远小于设计供水规模，因此考虑一定的富裕量后可以实行现有水厂扩户供水方式。通过现有水厂扩户供水方式，充分挖掘了现有水厂供水能力，解决了周边村的水质不达标问题，具有投资省、见效快、施工周期短、水质有保障的特点。

（2）新建联村供水厂。对于村庄相对集中、可以实现统一管理的地区，建设联村供水厂，配备专职人员专业管理，具有供水保证率高、维护费用低、水质有保障的优点。

（3）单村供水。对于分布较分散，进行水厂扩户或建设联村水厂投资相对较大的村采取单村供水方式。单村供水实行村民自治管理，管水人员多为兼职，从而降低了运行成本，但是为了提高供水保证率及管理水平，管水人员必须具有一定的业务素质和岗位工作能力。

3.各种消毒模式的分析与评价。

目前，从水体消毒的种类来说，有氯气、漂白粉、次氯酸钠、氯胺、二氧化氯、臭氧等药剂和紫外线消毒模式，每种消毒模式都具有不同的性能和特点。

我国大多数集中式供水采用氯消毒。氯消毒效果好，且费用较其他消毒方法低。但由于近年来地下水质中各种有机物含量的增加，运用氯消毒会产生三卤甲烷等致突变与致癌变的有机化合物，因此专家建议不宜单独使用氯消毒。也有采用漂白粉、次氯酸钠消毒的，因漂白粉、次氯酸钠容易受阳光、温度的作用而分解，所含有效氯易挥发，所以对存放条件和有效氯测试的要求比较高。使用氯胺消毒需要较长的接触时间，操作比较复杂，并且氯胺的杀菌效果差，不宜单独作为饮用水的消毒剂使用。而紫外线的灭菌作用只在其辐照期间有效，所以被处理的水一旦离开消毒器就不具有残余的消毒能力，如果一个细菌未被灭活而进入后续系统，就会沾附在下游管道表面并繁衍后代，容易造成二次污染。为保障农村供水安全，必须选择能替代氯消毒的、适合农村特点的、经济安全的消毒方法。其中，较为理想的是二氧化氯（ClO_2）和臭氧（O_3）。

（1）二氧化氯（ClO_2）。

①二氧化氯的应用现状。

20世纪40年代，欧洲一些国家发现ClO_2用于水的消毒有很好的效果，但因制造复杂，价格较贵，一直未受到重视。近年来，国外在避免氯消毒所引起的有害作用而寻找新的消毒剂时，对ClO_2的研究和应用日益增多。

由于 ClO_2 不会与有机物反映而生成三氯甲烷，所以在饮用水处理中应用越来越广泛。二氧化氯消毒的安全性被世界卫生组织（WHO）列为 A1 级，被认定为氯系消毒剂最理想的更新换代产品。目前，美国和欧洲已有上千家水厂采用二氧化氯消毒，我国近两年采用二氧化氯消毒的水厂也逐渐增多。

②二氧化氯的制备方法。

由于二氧化氯水溶液易挥发，对压力、温度和光线敏感，所以不能压缩进行液化储存和运输，只能在使用时现场制备，立即使用。二氧化氯的制备方法有电解食盐法、化学反应法、离子交换法等。其中，电解法和化学法在生产上应用较多。

（2）臭氧（O_3）。

①臭氧的应用现状。

目前，在欧洲主要城市已把臭氧作为深度净化饮用水的一种主要手段。20 世纪 70 年代初以来，许多国家还对臭氧应用于城市污水、工业废水、循环冷却水处理进行了研究，并有很多成功的例子。在我国，臭氧消毒总的来说处在起步阶段，尤其是水厂净水处理工艺，但在区域供水工程中，臭氧消毒得到了一定的应用，积累了一些经验。

②臭氧的制备方法。

由于 O_3 在空气中会慢慢自行分解为 O_2，不易储存，因此 O_3 应根据需要就地生产。目前，生产臭氧的方法有：空气放电法、电解法、紫外线照射法、放射化学法，其中较常用的是空气放电法和电解法。

4.消毒模式的选择。

(1)现有水厂扩户、联村水厂选择复合二氧化氯消毒模式。

由于 O_3 在水中很不稳定，易分解成 O_2，如果在水厂使用臭氧消毒，经过清水池的停留后，水中的剩余 O_3 已完全分解，管网中的消毒就无从保障了。因此，水厂供水若使用臭氧消毒还需与其他消毒剂一起配合使用，以维持管网中的持续消毒能力。

ClO_2 比 O_3 具有更高的稳定性，ClO_2 的残余量能在管网中持续很长时间，因此对于供水管网比较长、管理条件好的现有水厂扩户及联村水厂，采用二氧化氯消毒模式，并且选用盐酸与氯酸钠做反应剂的复合发生器。

选择复合二氧化氯发生器的一个重要原因是：复合二氧化氯发生器生成含有 ClO_2、Cl_2 的混合气体，在对不同 COD 含量的水样进行消毒试验时，均未检出三氯甲烷,这说明在消毒工艺中配合使用 ClO_2 和 Cl_2,既可抑制三氯甲烷的形成,又可降低 ClO_2 的使用量,降低消毒成本。

(2)单村供水选择膜电解法臭氧消毒模式。

由于二氧化氯消毒所需原材料的特殊性及制备过程的严格性,考虑单村供水的综合管理水平,单村供水工程采用臭氧消毒比二氧化氯消毒更有可操作性。

单村供水的水源井距离用户末端比较近,消毒后的水很快输送到用户,饮用水流通周转快,因此单村供水对持续性消毒要求不是很高。根据目前通州区的地下水质检测结果,饮用水水源地第四系开采层 pH 值在 8.5~9.0 之间且不含溴离子,使用臭氧消毒不会产生溴仿和其他溴化消毒副产物。因此,通州区单村供水工程采用管理简便、安全性高的膜电解法臭氧消毒模式。

选择膜电解法臭氧发生器除考虑安全因素外,水处理成本也是重要的评价标准。据测算,利用空气放电法、电解法两种方法制取 O_3,其生产成本分别约为 16.0 元/千克和 12.0 元/千克,若按投加量 5 毫克/升计,水的处理成本分别为 0.08 元/立方米和 0.06 元/立方米。经科学界的鉴定和业界的验证,膜电解法臭氧发生技术所具有的优势将成为臭氧技术产业的主流。

5. 消毒处理时应注意的问题。

(1) 使用二氧化氯应注意的问题。

① 二氧化氯加入水中后，会有 50%~70% 转变为 ClO_2^- 与 ClO_3^-。很多实验表明 ClO_2^-、ClO_3^- 对血红细胞有损害，对碘的吸收代谢有干扰，还会使血液中胆固醇升高。美国 EPA 建议二氧化氯消毒时残余氧化剂总量（ClO_2+ClO_2^- +ClO_3^-）< 1.0 毫克/升，以保障对正常人群的健康不至于有影响。因此，在实际应用中 ClO_2 的剂量要控制在 0.5 毫克/升以下。

② 二氧化氯在空气中的体积浓度超过 10% 或在水中浓度超过 30% 时会发生爆炸，因此在生产时要用空气来冲淡 ClO_2 气体，使其浓度低于 8%。在二氧化氯制备系统中，要严格控制原料稀释浓度，并建立相应安全措施防止误操作。

③ 二氧化氯车间要禁用火种，设置良好的通风换气设备。

(2) 使用臭氧应注意的问题。

① 臭氧的腐蚀性比较强，一旦 O_3 泄漏，对室内的管道、设备、橡胶电缆等就会产生一定的腐蚀。为此，消毒室内必须采用进气口距离地面 15 厘米的斜流排风扇强

制通风,对管道、设备、橡胶电缆等采取防腐措施。

②臭氧与水混合后,会有一定的剩余O_3从水中逸出。由于空气中一定浓度的O_3对人的机体有害,一般情况下不允许直接排放。因此,臭氧设备必须设置通气管将剩余O_3排到室外空气中,利用室外空气稀释。另外,气液掺混部位加装风扇,防止O_3在局部位置浓度过高引起爆炸。

③由于O_3有助燃并加速燃烧的特性,因此,在消毒室内禁止明火,严禁使用油布,臭氧设备不要与油和黄油接触。

④由于运行臭氧消毒设备要求环境温度达到零度以上,因此,北方地区在冬季使用消毒设备时,必须采取保温防冻措施,以保证设备正常运转。

⑤臭氧可把氨氮氧化成硝酸氮、亚硝酸氮。在进水氨氮较低时,生物活性炭可将进水氨氮全部转化为硝酸氮,不会产生亚硝酸氮的积累。但如果进水氨氮突增,在较低温度下,出水中亚硝酸氮将大量增加,这对于身体健康是非常不利的。因此,安装臭氧消毒设备之前,必须先安装除氨氮等水处理设备,以确保水质合格。

⑥臭氧也会带来副产物。由于水源中有机物种类繁

多,O_3 能与有机物反应生成一系列的中间产物,要对其全部进行检测是非常困难的,于是世界卫生组织(WHO)采用溴酸根和甲醛作为 O_3 副产物的指标。根据有关资料,溴化物多存在于受海水影响的河水和流域的地质里,有机性副产物在pH值为 7 以下的酸性区发生几率高,溴酸盐在 pH 值为 8 以下可能会生成。因此,在选择消毒模式前,必须对本地区的地下水进行水质检测,确定本地区地下水不含溴离子后,方可根据实际情况确定消毒模式。

6.结语。

通过对各种消毒模式的研究,每一种消毒方法都各有利弊,关键是要选择适合本地区水质和管理方式的消毒方法。我们选择的二氧化氯和臭氧消毒方法,目前国家没有制定一个比较完善统一的产品国家标准,但是通过对消毒设备使用单位的调查,两种消毒设备处理出来的水质均能满足《生活饮用水检验规范(2001)》的要求,并且消毒设备厂家获得了卫生部颁发的涉及卫生饮用水卫生许可批件及卫生部门、质量监督检验中心对消毒设备的检测报告。随着科学技术的进步、消毒检测技术的发展和人们对水质标准要求的提高,饮用水消毒技术也总是不断发展推新的。把国外先进的饮用水消毒处理工艺与我国农村的具体情况和特点成功地结合起来，选择一种无毒无污染的消毒模式，让农村用上安全的达标水，我们还需要不断地探讨和研究。

附录2: 村镇供水单位资质标准

中华人民共和国水利部
关于批准发布《村镇供水单位资质标准》

SL308—2004 的通知

水国科〔2004〕569 号

部直属各单位,各省、自治区、直辖市水利(水务)厅(局),各计划单列市水利(水务)局,新疆生产建设兵团水利局:

经审查,批准《村镇供水单位资质标准》为水利行业标准,并予发布。标准编号为 SL308—2004。本标准自 2005 年 2 月 1 日起实施。

标准文本由中国水利水电出版社出版发行。

二〇〇四年十一月三十日

目次

1 总则

1.0.1 为适应我国村镇供水事业发展的需要，规范供水单位的管理，提高供水质量，保障饮用水安全，充分发挥供水工程的效益，制定本标准。

1.0.2 本标准适用于建制镇、集镇、村庄(居民社区)等集中式供水的供水单位资质认证和相关管理。

1.0.3 村镇供水单位按实际日供水量可分为五类，见表 1.0.3。

表 1.0.3 村镇供水单位分类表

单位类别	I	II	III	IV	V
实际口供水量 $Q(m^3/d)$	$Q>10000$	$10000{\geqslant}Q>5000$	$5000{\geqslant}Q>1000$	$1000{\geqslant}Q{\geqslant}200$	$Q<200$

1.0.4 达到本标准规定的供水质量、安全生产、基础管理等指标的村镇供水单位，方可取得相应的资质。

1.0.5 本标准引用了下列标准：

《氯气安全规程》(GB1198)

《地表水环境质量标准》(GB3838)

《生活饮用水卫生标准》(GB5749)

《生活饮用水标准检验法》(GB5750)

《地下水质量标准》(GB/T14848)

《工业企业设计卫生标准》(TJ36)

《泵站技术管理规程》(SI.255)

《城镇水厂运行、维护及安全技术规程》(CJJ58)

《电业安全工作规程》(DL408)

1.0.6 村镇供水单位资质认证和相关管理,除执行本标准外,尚应符合国家现行有关标准的规定。

2 术语

2.0.1 村镇供水(Water supply for villages and towns)

为村镇居民和企事业单位提供生活和生产等用水的统称。

2.0.2 饮用水安全(Safely of drinking water)

居民生活饮用水供应及时、充足,且水质符合生活饮用水卫生标准的通称。

2.0.3 供水规划(Water supply planning)

村镇范围内供水建设与管理的总体安排。

2.0.4 供水水质(Water supply quality)

供给用户水的物理、化学性能和生物特征。

2.0.5 供水水源(Water supply source)

供水工程所取用的地表和地下原水的统称。

2.0.6 村镇供水工程（Water supply engineering for villages and towns）

向村镇提供生活和生产等用水的工程设施。

2.0.7 集中式供水（Centralized water supply）

由水厂统一取水净化后，集中用管道输配至用水点的供水方式。

3 供水工程基本要求

3.0.1 供水工程的规划应符合当地社会经济发展总体规划和水利发展规划要求，经水行政主管部门审批，并取得取水许可证。

3.0.2 供水工程的设计应由有相应设计资质的单位完成，并符合国家有关设计标准的规定。

3.0.3 供水工程的施工应由有相应施工资质的单位完成，按国家有关验收规定组织验收。验收合格的供水工程，其供水能力、供水水质应达到设计要求，工程质量良好，无安全隐患。

3.0.4 供水单位与设计、施工单位的技术交接工作应及时、全面，手续完备。

4 供水水源

4.1 水源水质

4.1.1 地表水水质应符合 GB3838 的有关规定。

4.1.2 地下水水质应符合 GB/T14848 的有关规定。

4.1.3 水源水质不能满足上述规定时，应采用相应的净化工艺进行处理。处理后的水质应符合有关标准的规定，并取得当地卫生行政主管部门的批准。

4.2 水源保护

4.2.1 供水单位应按国家环境保护局、卫生部、建设部、水利部、地矿部颁发的《饮用水水源保护区污染防治管理规定》的要求，结合实际情况，提出水源保护的实施方案，报请当地人民政府批准公布，并在防护地带明显处设置固定的告示牌。

4.2.2 地表水水源防护地带应符合下列规定：

（1）地表水取水点周围半径 100 米的水域内，不应捕捞、停靠船只、游泳和从事可能污染水源的各种活动。

（2）地表水源取水点上游 1000 至下游 100 米的水域，不应排入工业废水和生活污水，其沿岸防护范围内不得堆放废渣，不应设立有害化学物品仓库、堆栈或装卸垃圾、人畜粪便和有毒物品的码头,不应使用工业废水或生活污水灌溉及施用持久性或剧毒的农药,不应从事放牧等有可能污染该段水域水质的活动。

(3)以河流为供水水源时,可由供水单位会同卫生、环境保护等部门,根据实际需要,将取水点上游1000米以外的一定范围河段划为水源保护区,严格控制其污染物的排放量。排放污水时符合TJ36和GB3838的有关规定,保证取水点的水质符合饮用水水源水质要求。

(4)受潮汐影响的河流,取水点上下游及沿岸防护范围,由供水单位会同卫生、环境监测部门根据具体情况研究确定。

(5)以水库、湖泊和池塘为水源时,根据不同情况的需要,将取水点周围部分水域或整个水域及其沿岸划为水源保护区,防护要求与上相同。

4.2.3 对地下水水源的防护,在井的影响半径范围内,不应再开凿其他生产用水井,不应使用工业废水或生活污水灌溉和施用持久性或剧毒的农药,不应修建渗水厕所、畜圈、粪堆和污废水渗水坑,不应堆放废渣和垃圾或铺设污水管(渠),并不应从事破坏深层土层的活动。

4.2.4 水厂生产区和单独设立的泵站、预沉池、粗滤池及清水池外围 30 米范围内,不应设置居住区、渗水坑,不应堆放垃圾或铺设污水管道,应保持良好的卫生状况和绿化环境。

4.2.5　供水单位应对水源保护区定期巡视,对影响水源安全的问题应及时报告,妥善处理。

5　供水水质

5.1　水质标准及检验

5.1.1　Ⅰ类、Ⅱ类、Ⅲ类供水单位的供水水质,应符合 GB5749 的要求;Ⅳ类、Ⅴ类供水单位的供水水质应符合《农村实施〈生活饮用水卫生标准〉准则》的要求。

5.1.2　供水单位应建立水质检验制度,定期对水源水、出厂水和管网末梢水进行水质检验,并接受当地卫生部门的监督。

5.1.3　Ⅰ类、Ⅱ类、Ⅲ类供水单位应建立水质化验室,配备与供水规模和水质检验要求相适应的检验人员(按村镇供水站定岗标准确定)及仪器设备;Ⅳ类供水单位应逐步具备检验能力;Ⅴ类供水单位应有人负责水质检验工作。全分析项目检验可根据情况自行完成或委托具有水质检验资质的单位完成。

5.1.4 水质采样点应选在水源取水口、水厂(站)出水口、水质易受污染的地点、管网末梢等部位。管网末梢采样点数应按供水人口每 2 万人设 1 个；人口在 2 万以下时，应不少于 1 个。

5.1.5 水质检验方法按 GB5750 规定执行。

5.1.6 供水单位应采取下列措施对饮用水进行消毒：

(1)采用氯消毒时,消毒剂与水接触 30 分钟后出厂。出厂水中余氯不低于 0.3 毫克/升；管网末梢水余氯不低于 0.05 毫克/升。

(2)采用氯胺消毒时,消毒剂与水接触 120 分钟后出厂。出厂水总氯不低于 0.6 毫克/升；管网末梢水总氯不低于 0.05 毫克/升。

(3)采用二氧化氯消毒时,消毒剂与水接触 30 分钟后出厂。出厂水二氧化氯余量不低于 0.1 毫克/升；管网末梢水二氧化氯余量不低于 0.02 毫克/升,亚氯酸盐不超过 0.8 毫克/升。

(4)采用其他消毒措施时,检验相应的消毒控制指标,保证消毒效果。

5.2 水质检验项目及频率

5.2.1 水质检验项目及检测频率不应低于表 5.2.1 的

要求。

表 5.2.1　　　　　　　　　水质检验项目及检测频率

水源	检验项目	供水单位类别				
		I	II	III	IV	V
水源水	地下水 感官性状指标、pH 值	每周 1 次	每周 1 次	每周 1 次	每月 2 次	每月 1 次
	细菌学指标	每月 2 次	每月 2 次	每月 2 次	每月 1 次	每月 1 次
	特殊项目	每周 1 次	每周 1 次	每周 1 次	每月 2 次	每月 2 次
	全分析	每季 1 次	每年 2 次	每年 1 次	每年 1 次	每年 1 次
	地表水 感官性状指标、pH 值	每日 1 次	每日 1 次	每日 1 次	每日 1 次	每日 1 次
	细菌学指标	每周 1 次	每周 1 次	每月 2 次	每月 1 次	每月 1 次
	特殊项目	每周 1 次	每周 1 次	每周 1 次	每周 1 次	每周 1 次
	全分析	每月 1 次	每季 1 次	每年 2 次	每年 2 次	每年 2 次
出厂水	感官性状指标、pH 值	每日 1 次	每日 1 次	每日 1 次	每日 1 次	每日 1 次
	细菌学指标	每日 1 次	每日 1 次	每日 1 次	每周 1 次	每月 2 次
	消毒控制指标	每班 1 次	每班 1 次	每日 1 次	每日 1 次	每日 1 次
	特殊项目	每日 1 次	每日 1 次	每日 1 次	每日 1 次	每日 1 次
	全分析	每月 1 次	每季 1 次	每年 1 次	每年 1 次	每年 1 次
末梢水	感官性状指标、pH 值	每月 2 次	每月 2 次	每月 2 次	每月 2 次	每月 1 次
	细菌学指标	每月 2 次	每月 2 次	每月 2 次	每月 2 次	每月 1 次
	消毒控制指标	每月 2 次	每月 2 次	每月 2 次	每月 2 次	每月 1 次
	全分析	每季 1 次	每年 2 次	每年 1 次	每年 1 次	视情况确定

注:1.感官性状指标包括浑浊度、肉眼可见物、色、臭和味四项。

2.细菌学指标包括细菌总数、总大肠菌群两项。

3.消毒控制指标:采用氯消毒时,为余氯;采用氯胺消毒时,为总氯;采用二氧化氯消毒时,为二氧化氯余量;采用其他消毒措施时,为相应检验消毒控制指标。

4.特殊检验项目是指水源水中氟化物、砷、铁、锰、溶解性总固体或 CODMn 等超标且有净化要求的项目。

5.全分析每年 2 次的,应为丰水期、枯水期各 1 次;全分析每年 1 次的,应为枯水期。

6.水质变化较大时,应根据需要适当增加检验项目和检测频率。

5.2.2　进行水样全分析时,感官性指标、pH 值、细菌学指标和消毒控制指标为必检项目;苯并(a)芘、DDT、六六六和银四个项目可不检测;其他项目可根据当地水质情况和需要,由供水单位与当地卫生部门共同研究确定。

5.2.3　当水源受有机物污染时,应增加检测耗氧量(CODMn),出厂水耗氧量不应超过 3 毫克/升,特殊情况下不应超过 5 毫克/升;当水源受粪便污染时,应增加检测粪大肠菌群,出厂水和管网末梢水的粪大肠菌群的限值是每 100 毫升。水样不应检出;当水源受重金属或其他污染物污染时,应增加检验相应指标,出厂水水质不应超过该指标限值。

5.2.4　水质检验记录应真实、完整,保存完好。

6　供水水压与水量

6.1　水压

6.1.1　一般情况下,供水干线末端压力不宜低于 0.12 兆帕。

6.1.2　经济发达、规模较大的社区,供水干线水压宜为 0.28 兆帕。

6.1.3　边远或条件较差的地区,服务于用户的压力不应低于 0.05 兆帕。

6.1.4　供水管网每 10 平方千米应设置一个测压点，不足 10 平方千米的应最少设置 2 个测压点。

6.1.5　加压泵房测压点的压力应每班观测 1 次；管网测压点的压力每月观测应不少于 2 次。

6.2　水量

6.2.1　供水单位制定用水计划时，应优先保障生活用水。

6.2.2　出厂水应设计量装置；有净水工艺的水厂宜增设进厂水计量装置。

7　运行管理

7.0.1　供水单位应建立健全岗位责任制。

7.0.2　主要设备、设施及仪表应配套齐全，性能可靠；检测仪表应定期检验校正。

7.0.3　供水单位可参照 CJJ58 的规定，结合本单位的特点，制定供水设备、设施的运行操作规程及日常保养、定期检修和大修三级维护检修制度。

7.0.4　水泵和电动机的运行管理应符合 SL255 的有关规定。

7.0.5 电气设备操作应符合 DL408 的有关规定。

7.0.6 取水口与净水构筑物应及时清除漂浮杂物；取水、净水与调节构筑物应定期清淤、清洗。

7.0.7 出厂水应进行消毒。

7.0.8 加药间、加氯间工作人员应按时记录各种药剂用量、配置浓度和投加量。

7.0.9 管道上分设的各类阀门应定期检查、启闭与维护，并认真做好记录。应定期、分片对管线进行巡视、维护，并有工作日志。

7.0.10 各种设备、设施档案应完整齐全，与实物相符。管网有变化时，布置图应及时更新；管网应具有大比例分区切块网图，有完整的闸门卡。

7.0.11 运行过程应有规范的原始记录，做好运行管理日志。

7.0.12 厂区内外应整洁美观，环境优美。

8 安全生产

8.0.1 发生突发事件时，供水单位应有应急供水措施。

8.0.2 供水单位应有完整配套的设备、设施及人身安全的操作规程和安全保护措施。

8.0.3 供水单位各岗位操作人员应经过技术培训，考核合格后，持证上岗。

8.0.4 供水单位应有设备、设施维护保养及抢修故障的人员和手段。

8.0.5 氯气使用、运输和储存等应执行GB1198的有关规定。加氯间应备有防毒面具，应有泄氯处理措施；二氧化氯的制备及原料储存，应有安全措施。

8.0.6 水源保护区的巡视和厂区的保卫，应有制度、人员和措施。

8.0.7 水厂制水人员应定期进行体检，取得健康合格证方可上岗。

8.0.8 供水单位应加强安全教育，定期进行安全检查。

9 经营管理

9.1 人员管理

9.1.1 供水单位的岗位设置和岗位定员，应执行水利部《村镇供水站定岗标准》的规定。

9.1.2 劳动用工管理，应遵守国家的有关政策法规的规定。

9.2 水价、水费管理

9.2.1 供水水价应按水利部《乡镇供水水价核定原则》(水财〔1991〕88号)核算,由县(市)物价主管部门会同水行政主管部门制定。

9.2.2 出厂水量、电耗及物耗应依表核算,向用户售水应按表计量收费。

9.2.3 供水单位应规范水费计收行为,计收水费应使用水费专用票据。

9.2.4 供水单位应定期向社会公示水价、水量及水费收支等情况,接受用水户和社会监督。

9.2.5 水费回收率宜高于90%。

9.3 财务管理

9.3.1 会计工作应符合财政部《会计基础工作规范》(财会字〔1996〕19号)的要求。

9.3.2 供水单位应建立资产管理、成本费用管理、财产损失审批、财务报告和分析、会计检查、会计档案等管理制度。

9.4 生产业务管理

9.4.1 供水单位应有营业章程及服务规范。

9.4.2 生产、经营、服务全过程应有规范的原始记录、统计报表及台账。

9.4.3　出厂水水质检测单项合格率应符合表9.4.3的要求。

表9.4.3　　　　　　　　水质检测合格率

检验项目	供水单位类别				
	I	II	III	IV	V
浑浊度、细菌总数、总大肠菌群、消毒控制指标	98%	98%	95%	93%	93%

9.4.4　管网测压点的供水水压合格率不应低于95%。

9.4.5　常规净化工艺水厂的自用水率应控制在10%以下。

9.4.6　应有节水措施。水量损失率应控制在15%以下。

9.4.7　设备完好率应达到92%以上。

9.4.8　管网修漏及时率应高于95%。

9.5　档案资料管理

9.5.1　供水单位应将工程规划报告、可行性研究报告、初设报告、设计图纸和设计变更资料说明、招投标文件、材料设备合格证明、中间检查验收报告、工程质量事故处理记录、水质化验报告、试运行报告、竣工报告和图纸等有关资料及时归档保存。

9.5.2　档案管理工作应符合《中华人民共和国档案法》的有关要求。

标准用词说明

执行本标准时,标准用词应遵守下表规定。

标准用词说明

标准用词	在特殊情况下的等效表述	要求严格程度
应	有必要、要求、要、只有……才允许	要求
不应	不允许、不许可、不要	
宜	推荐、建议	推荐
不宜	不推荐、不建议	
可	允许、许可、准许	允许
不必	不需要、不需求